Wie man im Dunkeln tanzt

Petra Menzi

Wie man im Dunkeln tanzt

mein Heilungsweg als inkomplette
Tetraplegikerin

Erstausgabe

CH- 8854 Siebnen

Kontakt: pm@bmp-management.ch
Website: https://www.menzi-therapie.ch/
ISBN: 978-3-033-09806-0
Cover Design: RUDOLFBADEN

Interviewkapitel und Lektorat:
Silke Schulze - Gattermann

Inhalt

Vorwort

Warum schreibe ich dieses Buch? Geht es um die Verarbeitung meines Traumas?

Möchte ich bei meinen Klientinnen und Klienten Mut, Geduld und Vertrauen erwecken? Was heißt für mich Heilung – Heilung für eine inkomplette Tetraplegikerin[1] ?

Es gibt jede Menge Fragen, die mich in den letzten bald sechs Jahren beschäftigt haben. Auf jeder Seite, die ich verfasse, spüre ich, wie mich das Niederschreiben entlastet. Ich orientiere und positioniere mich neu. Ich lerne endlich, meinen „neuen“ Körper anzunehmen.

Als Therapeutin im manuellen Bereich durfte ich in den letzten fünfundzwanzig Jahren viele Menschen begleiten, war aber selbst nie in der Rolle der Patientin. Ich versuchte, meine Klientin oder meinen Klienten emotional zu verstehen und zu unterstützen, aber ich wusste nicht, wie sich deren Zustand wirklich anfühlte. Wie auch? Ich befand mich in einem Lebensabschnitt, in dem ich vor Elan, Kreativität und Freude nur so strotzte.

---

[1] Die Tetraplegie ist eine komplette Lähmung (Plegie) aller vier Extremitäten und gehört zu den Formen der Querschnittlähmung. In der Regel ist eine Schädigung des Rückenmarks im Bereich der Halswirbelsäule die Ursache für diese Form der Lähmung.

Nun habe ich – wie in einem Drehbuch – von heute auf morgen die Seite gewechselt. Ich wurde innerhalb von Minuten zur Patientin. Ich glaube, dass ich meine lieben Klienten und Klientinnen nun um einiges besser verstehe. Durch meinen Unfall habe ich mich auf allen Ebenen – körperlich, emotional sowie seelisch – verletzt. Diese Verletzungen pflege ich nun mit viel Ausdauer, Sanftmut, Sturheit und Erkenntnis. Manchmal gelingt es mir gut, manchmal auch weniger gut. Eine Verletzung oder Erkrankung des Nervensystems ist sehr komplex und langwierig zu behandeln.

Ich musste auf meinem Heilungsweg lernen, mich komplett neu auszurichten. Das Loslassen von meiner kraftvollen Vergangenheit fiel mir wahrlich nicht leicht. Oft war ich für meine Lebenskraft bewundert worden. Mein Mann hatte mir immer wieder gesagt, ich sei wie ein Sommervogel, voller Leichtigkeit. Es schreit bis heute in mir, wenn ich an meine Leichtigkeit zurückdenke, die ich von einem Tag auf den anderen verlor und die ich mir nun mit viel Ausdauer und Geduld wieder erarbeite. Ich habe einiges davon zurückerlangt, aber längst nicht alles. Auf meinem Weg lernte ich, dass ich auch mit meiner Verletzung in meiner Ganzheit sein kann. Es ist immer eine Frage der Betrachtung: Ich stelle mir eine Gruppe von Menschen vor, die sich zu einem Kreis formiert haben. In der Mitte des Kreises steht eine Vase mit Blumen. Jede Person im Kreis nimmt den Blumenstrauß aus einer anderen Perspektive wahr. Somit hat jeder Mensch einen anderen Lösungsweg, wie er etwas bewältigt.

Ich machte mich auf meinen ganz persönlichen Weg. Ein Weg, der sich immer wieder von Grund auf verändert. Ich habe gelernt, immer aufs Neue zu optimieren. Gerade dort, wo ich hängenbleibe. Ich war nicht unglücklich, aber auch nicht glücklich und hatte die Möglichkeit, dies zu verändern. Ich entwickelte starke Anker für mich, die mir bis heute helfen, näher an mein persönliches Wunschziel zu gelangen. Mein bester Freund, Geliebter und Lebenspartner Willy begleitet mich bedingungslos, er gibt mir sehr viel Rückhalt und entwickelt immer neue Ideen, wie wir gemeinsam unseren nächsten Lebensabschnitt bestreiten könnten. Auch unsere Kinder unterstützen mich fabelhaft; ihre positiven, naiven und erfrischenden Gedanken schenken mir sehr viel Lebensmut. Dies gab und gibt mir Raum und Vertrauen, mich zu entfalten.

An Kreativität hatte es uns in unserer Familie noch nie gefehlt. Wir waren schon immer abenteuerlustig, privat sowie beruflich. Auch eine neue Fremdsprache zu erlernen, hatte nie ein Hindernis für uns dargestellt. All diese Fähigkeiten wurden nun extrem gefordert und auf die Probe gestellt. Gemeinsam machten wir uns auf diese Reise in ein neues, bisher völlig unbekanntes Land. Eines, das wir uns freiwillig nie ausgesucht hätten.

In der Klinik war ich so sehr mit mir beschäftigt und auf Überlebensmodus eingestellt gewesen, dass ich das Umfeld kaum wahrnehmen, geschweige denn mich darum kümmern konnte. All meine Aufmerksamkeit war auf mich und meinen Organismus konzentriert: Ich wollte und musste so schnell wie möglich heilen und wieder selbständig sein.

Meine Priorität war, meine Familie nach dem Unfall so schnell wie möglich entlasten zu können. Ich hatte überlebt, und ich trage die Verantwortung dafür, dass meine Familie – auch wenn ich für immer mit Handicap sein sollte – ihr Anrecht auf Glücklichsein verwirklichen kann. Wie immer dies auch aussehen mag. Ich möchte ein Vorbild sein und nicht eine Last. Dies umzusetzen fiel mir wahrlich nicht immer leicht, vor allem in den ersten zwei bis drei Jahren nach meinem Sturz, in denen ich sehr stark von Schmerzen geplagt war.

Es gibt immer wieder Momente, in denen ich „stolpere". Jetzt als Fußgängerin, die alles neu erlernen muss. Ich habe gelernt, das zuzulassen und anzunehmen, somit kann ich solche stressauslösenden Momente wieder ziehen lassen. Wie ich das gemacht habe und täglich praktiziere, möchte ich in diesem Buch gerne mitteilen.

Beim Niederschreiben meiner Geschichte war es mir wichtig, auch die Gefühle unserer Kinder und meines Mannes sowie meiner engsten Freundin und Lebensretterin und der Menschen, die mich hautnah begleitet hatten, einzubeziehen. Wie war es ihnen ergangen? Ich wollte auch diesen Teil meines Heilungsweges verstehen und verarbeiten.

Als Sportlerin mit großem Enthusiasmus fiel mir das Aufbautraining vielleicht etwas leichter als anderen Patienten. Ich kannte es, mich „durchzubeißen“, aber ich kannte bis zu meinem Unfall keine chronischen Schmerzen. Während meiner langen Rehaphase hatte ich immer ein Ziel vor Augen. Aber es war immer wieder nicht nur ein Auf, sondern auch ein Ab. Ich begann, mein Denken gut zu analysieren und auf negative Gedanken zu achten. Wenn welche entstanden, versuchte ich, sie neu und positiv zu programmieren. Meine Annahmen und Glaubenssätze haben mich schon immer fasziniert und mich herausgefordert, sie zu erkennen und dann auch zu verändern. Ich war durch meinen Beruf gewohnt, intensiv mit Achtsamkeit und Beobachtung der Körpersprache zu arbeiten. Die energetische Therapie bei der Akupunktur-Massage sowie bei der Cranio-Sacral-Therapie und der Osteopathie verlangt hohe Konzentration im Hier und Jetzt. Viel Einfühlungsvermögen ist gefragt. Wie ordne ich meine Emotionen ein? Wie bearbeite ich diese? Das sind wichtige Punkte, die ich in meiner NLP-Ausbildung gelernt habe und nun so richtig umsetzen sollte.

Meine Erinnerungen, mein Erlebtes aus den letzten sechs Jahren sind Schätze, die ich bewusst gesammelt habe. Freiwillig hätte ich es nie gemacht, und trotzdem wurden sie wertvoll und bereichernd für mich. Ich habe jede Menge Fotos, Videos, Interviews und einige Ausschnitte aus meinem Tagebuch vom Unfall bis zum heutigen Datum zusammengetragen. Sie waren für mich enorm wichtig und sind noch heute ein Anker in meinem Leben. Ich konnte mich damit stetig „vorwärts" orientieren, von Woche zu Woche, von Monat zu Monat.

Manchmal ist ein Lebensabschnitt heftig, und manchmal läuft es wie geschmiert. Ich sage mir immer wieder: Das Leben ist kein Zuckerschlecken, aber ich habe es in der Hand, wie ich eine Situation oder ein Thema angehe. Wenn ich am Morgen aufwache und glaube, dieser Tag ist nicht mein Tag, dann habe ich bereits verloren. Wenn ich heute aufwache und Schmerzen sowie eine Steifheit verspüre, dann sage ich mir: „Raus aus den Federn und so tun, als ob!"

Mit meinem Buch möchte ich meine Leser und Leserinnen in schwierigen Lebenssituationen aufmuntern und unterstützen. Sollte ich nur einer Person damit weiterhelfen, dann habe ich schon viel erreicht, und es würde mich sehr glücklich machen. Deshalb versuche ich, mein Erlebtes so gut wie möglich zu beschreiben. Wie es sich in einem völlig kraftlosen, schmerzverzerrten Körper anfühlt, kann sich kaum jemand vorstellen. Aber jeder Mensch hat schon Situationen erlebt, die nahezu unerträglich waren und doch ging es weiter.

Ich begann dieses Buch im Januar 2022 zu schreiben. Zu diesem Zeitpunkt konnte ich nur meine rechte Hand einsetzen. Vielleicht würde es mir, wenn ich zum Schluss des Textes käme, gelingen, auch die linke Hand zum Schreiben zu bewegen? So hoffte ich.

Der Glaube und die Bereitschaft, etwas zu verändern, versetzen Berge. Ausdauer, Geduld und ein enormes Vertrauen in den wunderbaren eigenen Körper, liebende Mitmenschen und vor allem die Liebe zu sich selbst waren für mich enorm wichtig. So vieles ist möglich, wenn man sich entscheidet, die Verantwortung für sich persönlich zu tragen. Für die eigene Gesundheit, die eigenen Gedanken, für das eigene Handeln und für die Lebenseinstellung. Kenne ich meine eigenen Ressourcen, setze ich diese auch ein? Stehe ich mir selbst am nächsten und setze ich mich für mich selbst ein? Ich habe am eigenen Körper zu spüren bekommen: Ohne Lebenskraft gibt es keine Liebe und Freude, und das Schlimmste ist, dass meine geliebte Familie dann mit mir leidet. Also habe ich diese Lebenskraft zu pflegen!

Ein guter Freund, der Physiotherapeut ist, fragte mich ein Jahr nach dem Unfall, ob ich den tieferen Grund für meinen Sturz wüsste. Mir war damals klar, dass ich in Zukunft nicht den gleichen Weg „gehen“ konnte wie vor meinem Unfall – und vielleicht auch nicht wollte. Wie der neue Weg, die neue Gangart aussehen würde, das wusste ich zu diesem Zeitpunkt noch nicht. Ich antwortete ihm: „Es ist nicht die Frage, was die Ursache war, sondern wie ich mein Leben jetzt so gestalten kann, dass es lebenswert ist und dass es mir Freude bereitet, alte Fähigkeiten wieder zu erlernen und neue dazuzugewinnen. Alles andere wird sich ergeben.“

Also machte ich mich auf den Weg.

Während ich in der Rehaklinik oft lachen konnte über meine Unzulänglichkeiten, musste ich daheim über mein Handicap und die absolut verminderte Leistungsfähigkeit beispielsweise unter der Dusche oft heulen. Ich war einem Wechselbad von Emotionen unterworfen und froh, dass meine Familie mir sehr viel Mut und Vertrauen gab, mich immer wieder in die Arme nahm und mir viele schöne Momente bereitete. Ich war doch so abenteuerfreudig und voller Tatendrang gewesen, wo war diese Zeit geblieben? Bis dahin war mir vieles im Leben so leichtgefallen, ich war vom Glück gesegnet und trug so viel Energie in mir. Ich war so kraftvoll gewesen und hatte mein volles Potential ausleben können. Der Moment, in dem sich plötzlich alles gewendet hatte, kam mir oft wie ein böser Traum vor.

Heute, sechs Jahre später, kann ich sagen, dass ich mein Glück wiedergefunden habe. Ich betrachte es nicht mehr als selbstverständlich, ich pflege und behüte es, so gut wie möglich. Und ich bin der Überzeugung, dass jeder Mensch eine bestimmte Lebensaufgabe hier auf Erden hat. Diese Bestimmung mehr und mehr zu finden, auch in meinem schicksalhaften Unfall, liegt in meiner Verantwortung.

Die beiden wichtigsten Tage in deinem Leben sind der Tag, an dem du geboren wirst, und der Tag, an dem du herausfindest, warum.

Mark Twain

Von der begeisterten Athletin zur Rollstuhlfahrerin

Der 7. Januar 2017

Es ist der Tag, der mein und unser aller Leben komplett verändert.

Bin ich in meinem Körper gefangen? Oder befinde ich mich außerhalb meines Körpers und kann nicht zurück in ihn? Wo bin ich?

Mir fehlt die verlässliche Wahrnehmung für meinen Körper, für die Körperlage, die Gelenkstellungen, die Muskelaktivität und die Sensibilität meiner Haut. Ich bin bei vollem Bewusstsein, aber mein Körper fehlt mir. Ich bin ein Kopf mit tausend Gedanken und ohne Körper. Der Körper liegt getrennt von mir im Schnee.

Dieser Moment ist die Wende meines Lebens. Ich werde auf den absoluten Nullpunkt heruntergefahren. Ich könnte es auch als Reset beschreiben: ein Programm, das neu gestartet werden muss.

Als Ehefrau und Mutter von drei Kindern im Alter von neunzehn, siebzehn und zehn Jahren, als Naturheilpraktikerin, Sportlerin im Triathlon, die an kleineren Wettbewerben teilnahm, Tennisspielerin und Skifahrerin erleide ich auf dem Höhenpunkt meines Lebens einen mehr oder weniger banalen Skitourenunfall.

Ich erinnere mich daran, dass ich am 6. Januar 2017, einen Tag vor meinem Unfall, unser Haus auf Vordermann brachte. Meine Familie weilte bereits in unserer Ferienwohnung in den Bergen. Ich setzte mich hin und schloss die Buchhaltung für die Steuern 2016 für meinen Treuhänder ab. Es war, als hätte ich einen Plan zu erfüllen. Als hätte ich gewusst, dass ich unser Haus viele Monate nicht mehr „betreten" würde. Ich habe mich im wahrsten Sinne bereits verabschiedet.

Als ich in unserer Ferienwohnung ankam, überreichte ich meinem Mann die bearbeiteten Dokumente und wies ihn auf gewisse Details hin. Er reagierte überrascht: „Warum nimmst du diese Unterlagen mit in unsere Ferien?" Ich zuckte mit den Schultern: „Ich möchte diese Abschlüsse gut vorbereiten, damit ich mich bereits Anfang des Jahres freier fühle."

In dieser Nacht, meiner letzten in unserer Wohnung, schlief ich sehr schlecht und träumte wirres Zeug von meiner Freundin und Mentorin, die als Zwanzigjährige bei einem Skirennen einen schweren Unfall und in Folge eine inkomplette Paraplegie – eine Querschnittlähmung – erlitten hatte. Glücklicherweise hatte sie sich sehr gut davon erholt. Lediglich die Empfindung der Körpertemperatur in den Füßen ging ihr verloren. Im Winter benützte sie keine Socken in den Skischuhen, das hatte mich immer sehr berührt. Wie kann man weder Kälte noch Wärme spüren?

Heute weiß ich, dass der Körper andere Zeichen vermittelt, die man neu erlernen muss. Sie war nach ihrem Unfall sportlich auf einem sehr guten Level. Für mich war sie generell ein Vorbild, sowohl im Sport als auch in ihrem Beruf als Physiotherapeutin und Naturheilpraktikerin.

Warum nur träumte ich so intensiv von ihr, dass ich bis heute die Bilder erinnere?

Der 7. Januar, ein Samstag, begann recht merkwürdig. Ich hatte mich auf einem Parkplatz in unserer Umgebung, in den Bergen, mit meiner Freundin Yvonne verabredet. Als ich dort eintraf, fragte Yvonne verwundert: „Wo ist Nadia? Hast du sie nicht vom Berghaus mit hierhergebracht? Sie muss doch zur Skilehrerversammlung." Sie meinte ihre Tochter, die gemeinsam mit unserem ältesten Sohn als ehemalige JO-Skirennfahrer die Hilfsskilehrer-Ausbildung gemacht hatte. Ich war irritiert, konnte mich nicht an eine solche Verabredung erinnern. Während Yvonne nochmals zurück zur Talstation fuhr, um ihre Tochter dort aufzusammeln, setzte ich mich in das Restaurant am Parkplatz. Diese Zeitverzögerung war nicht eingeplant gewesen, aber egal, das Wetter war sonnig, wir ließen uns die Laune nicht verderben. Als wir endlich unser Equipment ausgeladen hatten und zur Aufstiegsroute gingen, sahen wir, dass es nur wenig Pulverschnee hatte. Dennoch trafen wir einige Tourenläufer. Wir stiegen gemütlich auf zum nächsten Restaurant und aßen dort eine Suppe. Beim weiteren Aufstieg war der mittlere Routenabschnitt schwer zu finden und sehr steil, wir verliefen uns in einem Waldstück. Beim Suchen eines anderen Aufstiegsweges verlor ich Energie, das beunruhigte mich ein wenig. Wir waren beide froh, dass das Bergrestaurant in der Höhe nicht mehr weit sein konnte und wir uns dort stärken würden. Bei dem kleinen letzten Aufstieg, den wir noch bewältigen mussten, begegneten wir einem einzelnen Skitourenläufer. Ich dachte: Warum bist du nur allein unterwegs? Ist das verantwortungsvoll?

Dann sahen wir, dass das Restaurant, auf das wir gezählt hatten, leider geschlossen war. Uns blieb nichts anderes übrig, als die Talabfahrt zum Auto zu nehmen. Es waren etwa dreißig Minuten. Inzwischen waren wir beide ziemlich müde. Wie freute ich mich auf die Heimfahrt! Meine Freundin bot mir ihren letzten Schokoriegel an, den ich leider nicht gegessen habe.

Ich fuhr voraus und gewann mit meinen leichten Skiern nach kurzer Zeit eine höhere Geschwindigkeit. Das Skigebiet kannte ich bestens, und ich fühlte mich sicher. Als es über mehrere Bodenwellen ging, erhöhte sich mein Tempo unkontrolliert, ich beherrschte meine Skier auf einmal nicht mehr. Plötzlich sah ich vor mir auf der Strecke eine Mulde, die nicht schneebedeckt war. „Du musst wie mit einem

Mountainbike über die kleine Mulde und dann über den Hügel springen!“, schoss es mir durch den Kopf. Mit dem Bike hatte ich die Fähigkeit, solche Einschnitte zu überwinden, das hatte ich viele Male trainiert. Mein zweites Iron-Bike-Race hatte ich erst vor drei Monaten bestritten und dabei den 23. Platz belegt. Dieses Rennen, welches jeweils im Herbst stattfindet, ist in der Schweiz ein Höhepunkt der Bike-Saison. Mein Bike fehlte mir. Die Fähigkeit, mit meinen Skiern abzuheben, hatte ich bisher nicht trainiert. Aber ich konnte nicht abbremsen, also blieb mir keine Wahl: Ich musste springen ...

Ich weiß noch, dass ich dachte: „Jetzt werde ich einen schweren und schmerzhaften Aufprall erleiden., denn ich blieb frontal mit meinen Skiern im Schnee stecken. “ Dann flog ich durch die Luft. Während des Sturzes gingen mir viele Gedanken durch den Kopf. Es fühlte sich an wie eine Ewigkeit. Dann prallte ich mehrmals auf dem hartgefrorenen Schnee auf und blieb liegen. Den Aufprall registrierte ich allerdings nicht, ich bemerkte nur, dass ich auf dem Boden lag und dass mein Skimaterial um mich herum verstreut war. Ich war seitlich mit dem Gesicht im Schnee gelandet und bekam kaum Luft. Die Schmerzen blieben einfach aus, nichts geschah. Zuerst dachte ich: „Uff, noch einmal Glück gehabt! Die Schmerzen wären sicher unerträglich gewesen.“ Mein Verstand hatte das mehrfache Aufprallen registriert, aber der Körper antwortete nicht darauf. Er hatte sich bereits verabschiedet.

Ich wusste, dass etwas mit mir nicht mehr stimmte. Ich verspürte eine enorme innere Kälte, sonst absolut nichts. Heute weiß ich, dass die Kälte der Spinalschock war. Ich fror so sehr, mein Wunsch war, so schnell als möglich an die Wärme zu kommen, es war ein innerliches Zittern.

Meine Freundin war sofort bei der Unfallstelle, ich höre sie noch heute, wie sie mich immer wieder fragte: „Was hast du nur gemacht?“ Sie sprach in einem fürsorglichen, aber auch ängstlichen Tonfall, als wäre ich ihr Kind. Auf meine Bitte hin drehte sie meine Schulter leicht auf die Seite, das gab mir die Möglichkeit, zu atmen. Ihre Anwesenheit gab mir ein Gefühl der Geborgenheit, ich war froh, dass Hilfe da war.

In diesem Moment dachte ich: „Alles wird gut, mir wird geholfen, und ich werde mich in den nächsten Wochen einfach einmal erholen und viel schlafen. Werde keine Schulaufgaben mehr betreuen, keinen Haushalt machen und keine Arbeit ausführen.“

Da meine Freundin und ich ein paar Wochen zuvor einen Lawinenkurs absolviert hatten, wussten wir, wie wir bei einem Notfall reagieren mussten. Unter dem Schock, den wir beide hatten, brauchten wir allerdings einige Momente, um uns an die Notfallnummer der Rega, der Schweizerischen Rettungsflugwacht, zu erinnern.

Während meine Freundin mein Skimaterial zusammensuchte, sprach sie ununterbrochen mit mir und erreichte dadurch, dass ich wach blieb. Ich war sehr müde und innerlich wütend, dass sie mich nicht schlafen ließ.

Bis der Rettungshelikopter endlich landete, dauerte es für mich eine gefühlte Ewigkeit. Dabei vergingen in Wirklichkeit nur etwa zehn Minuten. Ich war ungeheuer erleichtert, als ich registrierte, dass die Ärztin neben mir kniete. Sie war sehr freundlich und beruhigte mich enorm. In mir stieg ein Gefühl von unendlicher Dankbarkeit auf: Jetzt konnte ich mich gehen lassen. Ich war in guten Händen.

Was war mir passiert?

Auf dem Helikopterflug nach Luzern verlor ich das Bewusstsein. Im Hospital wurde ich direkt in die Intensivstation verlegt, da man bereits erkannt hatte, dass das Zentralnervensystem verletzt war. Das MRT zeigte auf, dass auf der Höhe des vierten und siebten Halswirbels die Nerven im Rückenmark komprimiert waren. Diese Komprimierung entstand durch ein Hämatom, das Gewebe im Kanal war aufgeschwollen. Leider hatte ich vor dem Unfall bereits zwei leichte Bandscheibenvorfälle gehabt, welche zwar bisher keine Symptome verursacht hatten, nun aber den Abfluss der Flüssigkeit, die innerhalb des Gehirns und des Rückenmarks fließt, auf der Höhe der Verletzungsstelle zusätzlich behinderte. Dies war zusammengenommen sehr beängstigend. Es wurde ein kurzer Test gemacht, ein Arzt bat mich, meinen linken Zeh zu bewegen. Ich war völlig überfordert: Wenn ich doch nichts spürte, wie sollte ich dann ein Gelenk bewegen können? Der Arzt gab mir den Tipp, ich solle doch einen Befehl vom Kopf zum Gehirn geben. Das kam mir sehr merkwürdig vor. Aber tatsächlich, mit größter Anstrengung konnte ich den Befehl zum Gehirn und weiter zu meinem linken großen Zeh geben – und dieser zuckte zur Antwort dann auch kurz auf. Ob es also eine vorübergehende Lähmung war oder ob einige Nervenbahnen in Kontakt waren, andere nicht und wie viel in meinem Körper überhaupt geschädigt war, das würde sich erst in den folgenden Monaten zeigen.

Die Diagnose lautete: Rückenmarksverletzung (traumatische Myelopathie) zwischen C4 und C7, also auf der Höhe des vierten und siebten Halswirbels, mit Hämatombildung Höhe C5. Das hieß, dass sich eventuell im Rückenmark eine Narbe bilden würde. Außerdem Deckplattenimpressionsfraktur HW 7, das heißt auf der Deckplatte des Wirbelkörpers. Dazu kam der Riss eines Bandes am Brustwirbelkörper, genauer gesagt Ligamentum Th 1 und 2, und eine Deckplattenimpressionsfraktur am ersten

Lendenwirbel. Außerdem eine Rissquetschwunde an der Nase.

Was bedeutete das für mich?

Sobald das Rückenmark beschädigt wird, gibt es keine natürliche Regeneration mehr. Dies kann zum teilweisen oder vollständigen Verlust der motorischen oder sensorischen Fähigkeiten führen.

Der Neurowissenschaftler Dr. Vieri Failli beschreibt das sehr schön in vier Stadien.[2]

Wird die Wirbelsäule verletzt und empfindliches Gewebe zerstört, sterben innerhalb von Minuten bis Stunden Nerven- und Gliazellen ab. Diesem ersten Schaden folgt dann die „Sekundärschädigung". Blutgefäße reißen, es kommt zu Schwellungen und Sauerstoffmangel im Gewebe, weitere Nervenzellen sterben ab, und die Schäden weiten sich aus.

Keine Rückenmarksverletzung ist wie die andere, darum ist es schwierig, die komplizierten Prozesse zu erklären, die Stunden bis Monate danach passieren. Manche Ereignisse überlagern sich zeitlich und beeinflussen sich sogar gegenseitig. In jedem Fall tritt das Rückenmark in einen Notfallmodus. Es versucht, den Schaden zu reparieren oder zu begrenzen. Dabei kann

---

[2] Dr. Vieri Failli, www.wingsforlife.com/de/aktuelles/was-passiert-nach-einer-rueckenmarksverletzung-3420/ (abgerufen und zitiert am 1. November 2022, neuer Link seit 25. November: https://www.wingsforlife.com/de/aktuelles/das-passiert-nach-einer-rueckenmarksverletzung-5494)

derselbe Mechanismus heilend und gleichzeitig auch schädigend wirken. Der Übersichtlichkeit halber können wir die Ereignisse vereinfachen und in „Wellen" unterteilen.

Die erste Welle. Nach wenigen Stunden. Schon kurz nach einer Verletzung herrschen hochtoxische Bedingungen für das Rückenmark vor. Den Zellen fehlt Sauerstoff und Energie, was zu ihrem Untergang führt. Sie platzen und setzen riesige Mengen giftiger Substanzen frei, die noch mehr Zellen töten.

Die zweite Welle. Stunden bis einige Tage danach. Das Rückenmark beginnt sich selbst zu heilen. Dabei werden neue Blutgefäße gebildet, um in das beschädigte Gewebe Sauerstoff und neue Energie zurückzubringen. Das zieht mehrere Immunzellen an, die damit beginnen, Zellreste zu beseitigen. Während diese Mechanismen die Umgebung von toxischen Substanzen reinigen, erzeugen sie aber auch reaktive freie Radikale, die weitere Schäden verursachen. Außerdem „betäubt" die Verletzung auch das gesamte Immunsystem. Für den Verletzten bedeutet das häufig Lungen-, oder Blasenentzündungen und eine schlechtere allgemeine Genesung.

Die dritte Welle. Tage bis Wochen vergehen. Der Körper verschließt nun die Wunde. Durch Bindegewebs- und Immunzellen bildet sich ein erstes Narbengewebe. Um weitere Schäden zu verhindern, schirmt der Körper das intakte

Rückenmark durch eine dicke Schicht Gliazellen ab. Das dadurch entstehende Narbengewebe erstarrt und verhindert aber auch eine Regeneration. Im Grunde wird damit ein Niemandsland in der Wirbelsäule geschaffen, in dem keine Neuronen mehr auswachsen können. Abgestorbene Nervenzellen werden nicht durch neue ersetzt.

Die vierte und letzte Welle nach Wochen bis Monaten. Während dieser letzten Welle gibt es eine begrenzte Wiederherstellung von Gewebestrukturen und Funktionen. Nervenbahnen, die intakt geblieben sind, verändern sich und übernehmen verloren gegangene Funktionen wie Bewegungen und Empfindungen. Dieses Phänomen (Plastizität) erzeugt eine Umgehungsstraße, die sich um das „Niemandsland" herum erstreckt.

Jede Rückenmarksverletzung ist unglaublich komplex. Dies erklärt teilweise, warum die Suche nach einer Heilung so schwierig ist. Wissenschaftler haben mittlerweile viele Puzzlesteine entdeckt. In klinischen Studien werden bereits Medikamente untersucht, die die toxischen Bedingungen in der ersten Phase direkt nach einer Verletzung eindämmen sollen (Riluzol). Während der zweiten Welle sind Ärzte und Pfleger in der Versorgung der Patienten gefordert, Infektionen frühzeitig zu erkennen und zu behandeln. In der dritten Welle scheint eine

Verhinderung der Narbenbildung naheliegend. Sie vollständig zu verhindern wäre aber keine Lösung, da sich sonst die in der ersten Phase gebildeten toxischen Substanzen ausbreiten würden. Die laufende Forschung zeigt aber, dass eine Modifikation der Narbe eine gute Chance auf eine Erholung bietet. Während der vierten Welle ist Rehabilitation häufig sehr erfolgreich, obwohl auch sie von Patient zu Patient unterschiedlich verläuft. Der Schlüssel, so scheint mir, liegt für die Forscher darin, positive Vorgänge zu fördern und zu versuchen, schädliche Nebenwirkungen zu verringern.

Eine lebenswichtige Entscheidung

Meine erste Nacht auf der Intensivstation ist für mich unvergesslich. Ich konnte nicht schlafen, obwohl ich unglaublich müde war. Alle fünf Minuten schaute ich auf die Uhr, die gegenüber meinem Bett an der Wand hing. Stetig war ich kurz vor dem Einschlafen. Es war ein Herüberdämmern – und dann, nahe vor dem Einschlafen, wurde ich wie aufgerüttelt. Mein Herz begann, wild zu pochen. Für mich war es sehr zermürbend. Bewegungslos lag ich im Bett. Ob ich meinen Kopf überhaupt hätte drehen können, das wusste ich in diesem Moment nicht, da er durch eine Halskrause fixiert war. Die Wand mit der Uhr sehe ich noch heute vor mir.

Der mich betreuende Professor und sein Team rieten mir am Tag nach meinem Unfall und der Einlieferung, baldmöglichst zu operieren. Man erhoffte so, auf Höhe der Verletzung im Rückenmark bessere Flussbedingungen für den Liquor, welcher das Gehirn und das Rückenmark umspült, zu schaffen. Die zweite Veranlassung für eine Operation war prophylaktischer Natur, um mich vor eventuellen weiteren Stürzen zu schützen. Es wurde mir empfohlen, einige Halswirbel zu fixieren respektive zu versteifen. Dafür würden Knochen aus der Hüfte eingesetzt werden.

In mir baute sich ein großer körperlicher Widerstand gegenüber der bevorstehenden Operation auf. Ich bekam Angst und spürte enormen Druck auf meiner Brust. Jede Operation stellt ein weiteres Trauma dar, jede Operation nötigt dem Körper viel Kraft ab und bedarf als Grundlage eines guten, intakten Immunsystems. Hatte ich das in meiner jetzigen Verfassung? Würde ich einen solchen Eingriff überhaupt bewältigen? Und wollte ich ihn bewältigen?

Der Narkosearzt kam noch am selben Tag an mein Bett, um bereits gewisse Abklärungen vorzunehmen. Ich wollte unbedingt zuerst mit meinem Mann telefonieren, der die Nacht zu Hause bei den Kindern verbracht hatte und die weiteren Tage organisieren musste. Telefonisch stoppte Willy auf meinen Wunsch hin sämtliche weiteren Abklärungsgespräche und OP-Vorbereitungen und sprach persönlich mit dem mich behandelnden Arzt. Mein Mann war dann bei mir, als der Professor uns erklärte, dass eine Genesung nach einer Operation wahrscheinlicher wäre. Natürlich, sie hatten jede Menge gute Erfahrungen damit gesammelt. Ob der Heilungsverlauf besser war als bei konservativer Behandlung, das weiß man nie, da man keine Vergleichsgruppe hat. Nach einer genaueren Befragung bekamen wir allerdings die Antwort, dass die Ärzte sich in meinem Fall nicht absolut einig wären. Es stand innerhalb des Teams fifty-fifty, unentschieden. Da bereits viele Operationen für die darauffolgende Zeit geplant waren, konnten sie mir nur diesen einen Termin am nächsten Tag anbieten. Die Zeit drängte also sehr.

Ich flehte meinen Mann an, mir zur Seite zu stehen, denn mein größter Wunsch war, einfach zu ruhen und zu schlafen. Er setzte sich sehr für mich ein, da ich kaum die Kraft hatte, mich zu artikulieren und zu reagieren. Ich konnte schwerlich sprechen, auch wenn die Fähigkeit mir geblieben war. Die Kraft dazu und auch der Atem fehlten. Meine Atmung wurde künstlich unterstützt.

Ich war mir sicher, dass mein Körper die Möglichkeit hatte, sich selbst „zu reparieren“. Was mich dazu veranlasste, weiß ich nicht, aber ich empfand ein enorm großes Vertrauen in die

Selbstregulation meines Körpers. Ich verspürte absolut keine Angst. Da war ein klares körperliches Signal, das ich wahrnahm. Mein einziges Bedenken war, ob ich während der Genesung meinen Therapieverlauf würde mitentscheiden dürfen. Ich war abhängig von jeglicher Hilfe, keine Fingerbewegung war mir möglich.

Für meinen Mann war die Herausforderung groß. Er litt sehr und hatte Angst vor der bevorstehenden Entscheidung. Wie würde sich meine Genesung entwickeln? Er konsultierte noch einen anderen Chirurgen außerhalb der Klinik und bat ihn um Rat. Auch er riet uns zur Operation.

Und dennoch, trotz Widerstand von Seiten der Ärzte, entschied ich mich gegen die Operation. Von da an gab es kein Wenn und Aber mehr. Mein Mann setzte sich mit einer Klarheit und Überzeugung für meine Bedürfnisse ein, für die ich ihm sehr dankbar bin. In den bald dreißig Jahren, die wir verheiratet sind, haben wir immer versucht, uns gegenseitig zu verstehen und zu unterstützen. Wir schätzen und respektieren die Meinung des anderen. Egal in welchen Belangen, wir haben alles gemeinsam gemeistert.

Im Moment meiner Entscheidung dachte ich mir: „Nun pausierst du für ein paar Wochen, Petra. Höchstens drei Monate, dann bist du wieder gesund.“ Ich ahnte nicht, dass ein Nervensystem, welches einen Kurzschluss erleidet, über Jahre langsam wieder heilen muss. Die Abläufe im menschlichen Körper sind so komplex, alles muss neu gelernt oder kompensiert werden. Ob mein Organismus je wieder gesund werden würde, das wussten wir zu diesem Zeitpunkt nicht.

Am selben Abend kam eine Krankenschwester an mein Bett und sprach mich an: „Ich gratuliere Ihnen, und ich bewundere Sie. Geben Sie weiterhin acht auf Ihre Gefühle, und setzen Sie sich durch.“ Ich wunderte mich, gleichzeitig war ich ihr dankbar für ihre lieben Worte. Im Nachhinein wurde mir klar, dass ich mit meiner Entscheidung wahrscheinlich eher eine Ausnahme war. Ich ließ mich nicht unter Druck setzen. Mein Gefühl sagte mir etwas anderes als das, wovon die Außenwelt in Form der Ärzte mich zu überzeugen versuchte. Natürlich war meine Entscheidung auch mit dem Risiko schwerer Folgen verbunden. Aber das Leben ist immer ein Risiko, dem können wir nicht entrinnen.

Die Dankbarkeit ist gewachsen

Yvonne ist eine enge Freundin der Familie Menzi. Sie war am 7. Januar 2017 mit Petra auf der Skitour und rief den Helikopter zum Unfallort.

Als wir hochgefahren sind zu unserer Skitour, erzählte Petra mir, dass sie vor ihrer Abfahrt zur Ferienwohnung noch den gesamten Haushalt gemacht und alles erledigt hätte. Es sei richtig Stress gewesen, gab sie zu. Auf mich wirkte sie nicht wirklich nervös oder erschöpft. Beim Hochlaufen mit den Skiern kamen wir zur Ruhe, das ist immer eine gemütliche Sache. Skifahren konnten Petra und ich beide von Kind auf. Vorher war es alpin gewesen, seit einiger Zeit nahmen wir uns Skitouren vor.

Auf unserem Ausflug am 7. Januar war für mich an keinem Punkt des Tages spürbar, dass irgendetwas nicht gut war. Überhaupt nicht. Etwas wie einen Leistungseinbruch habe ich nicht wahrgenommen; auch sonst keine Vorzeichen. Petras Unfall passierte auf dem Heimweg. Wir waren fast schon im Tal unten, da gab es noch eine Abfahrt. Petra fuhr vor mir. Als ich zur Kuppe hochkam, sah ich sie unten liegen. Den Sturz als solchen habe ich nicht mitbekommen, ich sah nur, wie alles um sie herum verteilt war: die Skier, die Stöcke ...

Ich bin in den Bergen aufgewachsen, ich kenne mich aus. Wenn alles so verteilt ist, dann ist klar, dass der Sturz heftig gewesen sein muss. Für einen kurzen Augenblick hatte ich noch die Hoffnung, dass es vielleicht einfach ein Schockmoment wäre. Dass sie liegenblieb, um nach dem Aufprall zu Atem zu kommen, bis sie sich wieder bewegen konnte. Als ich unten ankam und sie aus der Nähe sah, stellte ich ziemlich schnell fest, dass es doch eine schlimmere Sache war. Immerhin konnte sie noch kommunizieren mit mir, was sehr gut war. Als sie mir sagte, ihr sei kalt und sie spüre ihre Füße nicht mehr, war der Fall klar. Ich wusste sofort, dass ich nichts mehr machen durfte und rief umgehend die Rega, die Schweizerische Rettungsflugwacht, an. Zum Glück hatte ich eine Rettungsdecke dabei, die ich meiner Freundin über den Körper legen konnte.

Am Anfang war Petra noch ziemlich klar. Dann kam ein Kippmoment, in dem sie fast nicht mehr sprechen konnte. Ich versuchte, sie wach zu halten. Das war mir sehr wichtig. Mein Ziel war, dass die Rettungsleute noch die Chance haben würden, sie zu befragen. Zum Glück kam der Helikopter recht bald, und mit großer Mühe schafften sie es, Petra anzusprechen, bevor sie das Bewusstsein verlor.

Ich glaube, ich habe einfach funktioniert. Im Unterbewusstsein hatte ich natürlich all das, was ich früher gelernt hatte. Anscheinend funktionierte es, anscheinend wurde alles aktiviert in mir. Man weiß ja nie, wie man in solch einer Situation reagiert. Natürlich war auch bei mir der Schock groß. Bevor der Heli mit Petra und ihrer Skiausrüstung losgeflogen war, erreichte ich ihren Mann Willy telefonisch, sodass er direkt zu seiner Frau ins Spital fahren konnte. Ich nahm mit meinen Skiern die letzte Abfahrt runter zum Auto. Dieser Moment alleine war sehr speziell, ich bin extrem vorsichtig gefahren. Unterwegs hatte ich noch einen Anruf von der Polizei, weil der Rettungseinsatz der Rega der Dorfpolizei mitgeteilt worden war. Ich musste beim Polizeiposten vorbeifahren und den Unfall bestätigen, bevor ich nach Hause konnte. Dann wartete ich auf Nachricht von Willy.

Habe ich da schon geahnt, wie folgenreich dieser Unfall sein würde? Das ist schwierig zu sagen. Im Moment ist man natürlich immer positiv eingestellt und wünscht sich, dass alles gut wird. Daran, dass eine Person sagt, sie spürt die Füße nicht mehr, zeigt sich allerdings, dass es heftig ist. Aber ich hoffte immer noch, dass es womöglich nur die Schockeinwirkung wäre. Dass einfach die Nerven in dem Moment nicht mehr funktioniert hatten und vielleicht wieder ansprechen würden, wenn Petra zur Ruhe käme. Diese Hoffnung war bis zuletzt da.

Willy ließ mich dann recht bald wissen, wie es stand, und übermittelte mir, was man bis dahin diagnostiziert hatte. Petra und ich sind enge Freundinnen, er hat gewusst, dass ich mir Sorgen machte. Von da an hielt er mich regelmäßig auf dem Laufenden. Dass ich Petra besuchen konnte, war recht spät. Erst nach drei Wochen etwa. Am Anfang wollte sie gar niemanden sehen. Da brauchte sie Zeit für sich. Ich konnte das gut verstehen, ich hätte genauso reagiert.

Als ich das erste Mal ins Zentrum für Querschnittgelähmte fuhr, um sie zu treffen, war es sehr speziell. Wenn sie trinken wollte, musste man ihr das Glas halten und den Strohhalm in den Mund stecken. Sie saß im Rollstuhl, ihre Hände haben noch nicht funktioniert. Und: Sie war sich ihrer Situation sehr bewusst. Sie kennt sich durch ihren Beruf in der Medizinpflege und auch in der komplementären Medizin gut aus. Sie hat sicher geahnt, was sie von nun an für einen Kampf zu bewältigen haben würde. Und trotzdem hatte ich das Gefühl, dass sie sehr optimistisch war. Dass ein Funken von Kämpfergeist in ihr loderte. Sie war immer schon sehr ehrgeizig gewesen und hat sich hohe Ziele gesteckt. Ich hatte den Eindruck, sie wollte, dass ich mit einem guten Gefühl nach Hause gehe. Mit dem Unfall hatte das nichts zu tun. Wir beide haben immer viel Sport gemacht, auch zusammen. Wir wussten: Wenn man sich sportlich engagiert, kann immer etwas passieren. Dafür kann man niemanden verantwortlich machen, und man muss sich nicht schlecht fühlen, weil jemand anders das womöglich miterleben musste. Das ist ein Risiko, was zum Leben gehört.

Petra wollte nicht bemitleidet werden, das war offensichtlich. Und trotzdem war ihre Machtlosigkeit spürbar: nichts mehr bewegen zu können. Und auch diese schrecklichen Nervenschmerzen zu ertragen, die sicher sehr, sehr schwer waren am Anfang. Ich glaube, an dem Punkt war sie schlussendlich auch frustriert und ein wenig hoffnungslos. Es ist ja klar, man lässt sich nicht gern pflegen. Vor allem, wenn man gar nichts mehr machen kann. Ich glaube, dadurch, dass sie immer so sportlich war, hatte sie eher die Chance, dass alles wieder in die Gänge kam. Ihr Körper war sehr gut trainiert, das hat ihr sicher geholfen. Sie war immer aktiv, auch im Beruf. Sie hat immer Herausforderungen gesucht und diese mit Ehrgeiz verfolgt. Ich denke, das kam ihr zugute, wenn dann in schwierigen Situationen die Hoffnungslosigkeit wiederkam. Wenn man nach Wochen oder Monaten merkt: Das kann ich immer noch nicht!, ist es sicher gut, einen Kämpferwillen und Ehrgeiz zu haben. Petra hat sich immer – nicht nur im Sport – für die Ziele eingesetzt, die sie sich selbst gesteckt hatte. Bis heute macht sie das so, das ist ihr Charakter. Wenn sie sich etwas vornimmt, dann verfolgt sie es ohne Wenn und Aber.

Inzwischen ist Petra so mobil, dass wir wieder gemeinsam mit unseren Hunden unterwegs sein können. Jetzt gerade kommen wir aus dem Wald, sie kann inzwischen über Wurzeln und Steine laufen. Das ist sensationell. Nach einer langen, langen Reise ist sie an einem wirklich guten Punkt angekommen.

Wie hat Petra sich verändert? Sie ist ruhiger geworden, automatisch. Sie musste lernen, mit ihrem körperlichen Zustand umzugehen. Im Gespräch ist sie lebendig wie zuvor, da ist nichts anders. Sicher ist sie nicht mehr so belastbar wie früher. Es darf nicht mehr zu viel auf sie zukommen. Sie braucht mehr Zeit, gewisse Dinge zu verarbeiten, kann nicht mehr so viele Termine und Abmachungen bewältigen wie früher. Vielleicht geht sie ihren Weg noch ein bisschen eigensinniger. Schaut noch ein bisschen mehr auf sich selbst. Verständlicherweise. Sie muss haushalten mit ihren Kräften, jede Bewegung kostet sie viel Energie. Und dennoch hat sie einen starken Fokus auf die Menschen in ihrem Umfeld. Es ist nicht so, dass sie sich nicht mehr kümmern würde. Aber es gibt einen Punkt, wo sie zur Ruhe kommen muss. Dort den Fokus auf sich zu setzen, ist schlussendlich sehr wichtig, denn sonst geht es ihr nicht gut – und damit dem Umfeld auch nicht.

Der größte Umschwung für ihr Leben war sicher die Entscheidung, wegen des Klimas nach Mallorca zu gehen. Sich tatsächlich diese Zeit in der Wärme zu nehmen. Therapeutisch mit Pferden zu arbeiten. Mehr zu meditieren als früher. Und die Ruhe, mehr als früher, in sich zu finden. Sie war immer sehr lebendig und überall. Die neue Situation bedingt, dass sie ruhiger werden und Frieden mit sich finden muss.

Petras Mann Willy war sensationell. Er hat Petra unglaublich unterstützt. Für die Kinder war es natürlich schwierig, dass ihre Mutter neun Monate lang weg war. Der Jüngste, Gianluca, kam jeden Montagnachmittag zu mir zum z'Vieri und zur Hausaufgabenbegleitung, und ich hatte nicht das Gefühl, dass es in eine dramatische Richtung kippen würde, obwohl er noch sehr jung war. Willy hat einfach alles sehr gut bewältigt. Sicher war es extrem streng für ihn, obwohl es ein Netz von Unterstützung und Hilfe gab. Gerade für den Jüngsten, der noch zur Schule ging und betreut werden musste, wenn Willy gearbeitet hat.

Ob ich mich durch das Miterleben von Petras Situation verändert habe, kann ich gar nicht sagen. Im sportlichen Bereich sicher nicht; ich würde nicht behaupten, dass ich vorsichtiger geworden wäre. Eher hat es mir bewusst gemacht, zu schätzen, was ich habe. Dankbar dafür zu sein, gesund zu sein. Ein lockeres Leben führen zu können, ohne mit Schmerzen konfrontiert zu sein. Ich habe erlebt, wie das Leben sich von einem Tag auf den anderen komplett verändern kann. Wie sich alles vollkommen umstellen kann. Das öffnet mir schon die Gedanken, lässt mich selbst an einem nicht so tollen Tag dankbar sein. Petra – und alles, was mir im Reha-Zentrum begegnete – mitzuerleben, hat mich nicht in ein Loch gestürzt. Vielleicht bin auch ich ein starker Charakter und ein positiver Mensch; ich gehe meinen Weg weiter und habe mich dadurch nicht beeinträchtigen lassen. Aber die Dankbarkeit für das, was ist, was ich habe, ist in mir gewachsen.

Gefühlsbad

Bevor die Rettungsmannschaft mit mir im Helikopter auf das Luzerner Spital zusteuerte, hatte Yvonne meinen Mann telefonisch erreichen können und ihm die Hiobsbotschaft von meinem Sturz übermittelt. Für sie selbst, für Willy und für unsere Kinder begann eine schwierige Zeit. Unser jüngster Sohn war zum Zeitpunkt meines Unfalls bei Freunden, die in der Nähe der Unfallstelle wohnten. Er hatte mit ihnen draußen gespielt und war auf den Hubschrauber aufmerksam geworden. Monate später erzählte er uns, dass er ein seltsames Gefühl gehabt hätte, als er den Rettungshelikopter davonfliegen hörte.

In den Tagen, die folgten, brachte Willy unseren Jüngsten kurzfristig bei Freunden unter. Von unseren Ängsten und Unsicherheiten und von der Entscheidung, die wir gleich zu Beginn meiner Zeit auf der Intensivstation zu treffen hatten, erzählte er unseren Kindern noch nichts. Wir hatten keine definitive Prognose oder auch nur eine Ahnung, was wirklich auf uns zukommen würde. Nur vorübergehende Diagnosen.

Am Sonntag wussten wir, dass ich in ein Paraplegiker-Zentrum überwiesen werden musste. Mein Mann teilte die Nachricht beim Abendessen unter Tränen mit unseren drei Kids. Als er ihnen erzählte, dass ich zurzeit gelähmt sei, waren die drei geschockt, sie hatten ihren Vater noch nie weinen sehen. Wenn ihr Vater weinte, dann musste es eine Tragödie sein, was mir zugestoßen war. Wir hatten doch für alles immer eine Lösung gehabt? Zu diesem Zeitpunkt aber war unsere ganze Familie emotional und mental im Schockzustand. Wie würde es weitergehen? Die Kinder spürten unsere Ängste und Unsicherheiten und waren völlig durcheinander. Alle schwammen in einem nie gekannten Gefühlsbad.

Unser jüngster Sohn wurde am Montag darauf zehn Jahre alt, ich hatte seine Geburtstagsparty bereits im Voraus geplant. Ich freute mich doch so sehr darauf – und nun konnte ich nicht einmal dabei sein. Mein Mann blieb an diesem Montag zu Hause und kochte für acht Kids ein Mittagessen, er gab sich alle Mühe, diesen zehnten Geburtstag unseres Sohnes schön werden zu lassen. Am Abend bereitete meine Mutter das Geburtstagsabendessen für die Erwachsenen.

Es folgten schwere Monate, unsere Kinder litten unter dem Schock. Er zeigte sich unter anderem in einer Lungenentzündung unseres ältesten Sohnes Andrej. Er blieb zwei Wochen seiner Arbeit fern. Für seine Jahresabschlussarbeit in der Schule wählte er das allgemeine Thema der Paraplegie mit Ausrichtung auf Rückenmarksverletzungen. Somit konnte er sein Trauma verarbeiten. Gianluca, unser Jüngster, litt unter starken Halsschmerzen und verweilte eine oder zwei Wochen bei seinen Großeltern. Er konnte sich in der Schule nur noch schwerlich konzentrieren. Sein Lehrer und mein Mann entschieden sich für eine Freistellung von Schulnoten, damit er unter weniger Leistungsdruck lernen konnte. Dafür würde er das Schuljahr wiederholen müssen. Unsere Tochter Naomi schloss gerade ihre erste Ausbildung ab. Ihr Trauma verarbeitete auch sie in ihrer Abschlussarbeit als Dentalassistentin, in welcher sie vom Verlauf meiner Rehabilitation schrieb.

Ich war Samstag gegen Abend eingeliefert worden, am darauffolgenden Montag wurde ich in ein Paraplegiker-Zentrum transportiert. Es war eine Fahrt von etwa dreißig Minuten, für mich der reinste Horror. Ich wurde liegend transportiert, dazu steckte ich vom Kopf bis zu den Füßen in einem Korsett. Mir war speiübel. Mein Gleichgewicht war aufgrund der Verletzungen vollkommen gestört, das stellte eine hohe Belastung für den Körper dar. Ich musste mich bei der Ankunft in der Klinik mehrmals liegend mit geradem Kopf übergeben.

Mir ist heute nicht mehr bewusst, ob ich zu diesem Zeitpunkt bereits die enormen Schmerzen in den Armen und Fingern hatte. Man könnte sie auch Phantomschmerzen nennen. Ich erinnere mich noch, dass mir der Sanitäter empfahl, Schmerzmedikamente einzunehmen. Die Schmerzen könnten sich sonst chronisch entwickeln. Spätestens in der Rehabilitationsklinik für Paraplegiker, wo ich zuerst einundzwanzig Tage auf der Intensivstation lag, machte ich Bekanntschaft mit diesen unfassbaren Schmerzen. Meine Hände brannten wie Feuer und waren glühend heiß. Der ganze Körper schmerzte, vor allem im Rumpfbereich. Es war schwerlich zu definieren, was nicht schmerzte.

Täglich wurde ich für ein paar Minuten von meinem Bett auf einen elektrischen Rollstuhl platziert, damit sich mein Blutdruck auch sitzend wieder stabilisieren konnte. Später musste ich dies dann stehend üben, angebunden an einem Stehtisch. Meine Atmung wurde durch einen Rippengurt unterstützt. Sauerstoff wurde permanent verabreicht. Ich wurde liegend gefüttert und gewaschen. Zwei Wochen später, als mein Kreislauf stabiler war, erhielt ich meine erste Körperdusche liegend auf einem Metallbett.

Der spinale Schock ist vorübergehend. Er tritt meist innerhalb von 30–60 Minuten nach der Verletzung des Rückenmarks ein und kann innerhalb weniger Tage vorüber sein. Möglich ist aber auch eine längere Dauer von bis zu sechs Wochen. In dieser Phase kann über das tatsächliche Ausmaß der Querschnittlähmung keine Aussage gemacht werden. Erst wenn der spinale Schock abgeklungen ist, wird klar, welche Funktionen evtl. erhalten geblieben sind. Es zeigt sich zudem, ob eine schlaffe oder eine spastische Lähmung vorliegt, welche Reflexe noch vorhanden sind und ob die Lähmung komplett oder inkomplett ist.[3]

Mein Stuhlgang und die Blasenentleerung funktionierten nicht mehr automatisch. Mein Lymphsystem wurde mittels einer elektrischen Beinpumpe unterstützt. Ein Mensch, der einen spinalen Schock erlitten hat, ist äußerlich kaum noch erkennbar. Mir verzog es das Gesicht, ich hatte einen starren Blick, und durch die Störung des Wasserhaushalts und die extremen Wassereinlagerungen von weit mehr als fünfzehn Litern sah ich aus wie ein aufgedunsenes Michelin Männchen. Bei einem spinalen Schock kommt es zu einem vollständigen Ausfall aller oder bestimmter neurologischer, motorischer und vegetativer Funktionen unterhalb der Läsionshöhe. Bei mir ab dem vierten Halswirbel. *Verursacht wird dies durch die Migration von Kalium-Ionen von innerhalb nach außerhalb der Zellen. Merkmal des spinalen Schocks ist eine vollständige sensible und schlaffe motorische Lähmung unterhalb der Läsion. Das bedeutet einen Ausfall der Eigen- und Fremdreflexe unterhalb dieser Stelle, Kreislaufinsuffizienz, eventuell mit eingeschränkter Gefäßmotorik.*

---

[3] *Der spinale Schock*, Das Informationsportal der Manfred-Sauer-Stiftung, www.der-querschnitt.de/archive/21991 (abgerufen am 23. Februar 2023)

Atmungsbeeinträchtigung, Thermo- beziehungsweise Schweißdysregulation, Blasen- und Mastdarmlähmung und Nierenstörung sind die Folgen.

Wenn der spinale Schock sich löst, ist dies meist gekennzeichnet durch eine ausgeprägte Hyperreflexie, d. h. durch eine ungewöhnlich starke Reflexantwort mit leichterer Auslösbarkeit von Muskeleigenreflexen. Die Neuronen (Nervenzellen, Anmerkung d. Verf.) unterhalb der Läsionshöhe sprossen neu aus und versuchen neue Synapse zu bilden[4].

Ich erlebte das einmal sehr eindrucksvoll, als ich bereits fünf Monate in der Klinik war. An jenem Nachmittag verweilte ich mit anderen Rollstuhlfahrern im Garten. Ein Patient, der kürzlich einen Motorradunfall erlitten hatte und nun Paraplegiker war, fiel aus seinem Rollstuhl und bekam dabei solche starken Spastiken – also unwillkürliche Zuckungen – in den Beinen, dass es für die Patienten, die ihre Hände einsetzen konnten, unmöglich war, den Gestürzten wieder in den Rollstuhl zu ziehen. Seine Beine zuckten extrem und waren zugleich sehr steif. Wir mussten auf den Moment warten, als seine Beine wieder schlaff wurden. Ich war geschockt, als ich dies sah. Ich selbst kannte zu dem Zeitpunkt nur leichte Spasmen und hatte nie geahnt, dass sie ein solches Ausmaß haben könnten.

---

[4] Vgl. Fußnote 3

Wegen der Folgen des spinalen Schocks brachten unsere Kids es anfänglich kaum übers Herz, mich zu besuchen. Meine Mimik und mein Körper hatten sich so verändert, dass ich beängstigend auf sie wirkte. Das Sprechen fiel mir nicht leicht, mir fehlte weiter die Lungenkraft dazu. Andrej verzichtete einige Woche ganz darauf, zu mir zu kommen, er konnte mein Aussehen sowie meine Unbeweglichkeit nicht ertragen. Gianluca begleitete wohl seinen Vater in die Klinik, aber er sprach kaum mit mir. Er war völlig auf seinen Vater fixiert. Später, als ich schon um einiges selbständiger war, wurde ihm erlaubt, ein paar Tage bei mir im Zimmer zu schlafen. Naomi besuchte mich regelmäßig und massierte mir die Hände oder ging mit mir im Rollstuhl spazieren. Mein Mann musste alles unter einen Hut bringen: sein Geschäft führen, den Haushalt organisieren sowie die Kinder verpflegen, betreuen und für sie da sein in dieser herausfordernden Situation. Dazu brauchte es enorme Unterstützung von unseren lieben Familienmitgliedern sowie Freunden. Und eine Top-Organisation. Willy erstellte mehrere Chats: einen Familien-, Freundeskreis- sowie Hütedienst-Chat. In diesen Chats informierte er alle, die uns eng verbunden waren, wöchentlich über meinen Gesundheitszustand. Emotional und zeitlich wäre er nicht in der Lage gewesen, jedes Telefonat einzeln zu beantworten. Unter anderem war da noch meine Praxistätigkeit, er musste die vereinbarten Patiententermine stornieren.

Anfänglich besuchte mein Mann mich täglich in der Klinik. Er begleitete mich und munterte mich auf. Es war ihm sehr wichtig, emotional und mental an meiner Seite zu sein. Später kam er drei- bis viermal wöchentlich, obwohl ich ihn immer wieder ermunterte, er solle doch bei unseren Kids bleiben. Ihm war es wichtig, dass seine Lebenspartnerin und die Mutter seiner Kinder seine Liebe und Zuneigung spürte. Liebe ist bekanntlich die beste Medizin.

Drei Wochen lang wurde ich zu Beginn auf der Intensivstation stabilisiert. Als Willy eines Tages bei seinem Besuch den mich behandelnden Arzt fragte, wie lange die Rehabilitationszeit dauern würde, bat der Arzt ihn: „Könnten wir dies bitte draußen besprechen?“ Die beiden verschwanden kurz. Ich sehe meinen Mann heute noch vor mir, wie er verstört zu mir ins Zimmer zurückkam. Wir beide hatten uns in dem Glauben gewogen, die Reha würde ein paar Wochen, höchstens zwei bis drei Monate dauern. Nun erfuhren wir, dass ganze neun Monate in der Klinik geplant waren. In dieser Zeit wird der Patient auf das neue Leben zu Hause, an seiner Arbeitsstelle und in der Gesellschaft vorbereitet. Er wird so schnell und so gut wie möglich trainiert, um wieder selbständig seinen Alltag bewältigen zu können. Für meinen Mann bedeutete das, nicht nur ein paar Wochen überbrücken zu müssen, sondern ganze neun Monate oder mehr. Als Geschäftsinhaber und Vater von drei Kindern, von welchen eines noch schulpflichtig war und die anderen zwei in der Ausbildung, war das eine extreme Herausforderung.

Es war verwirrend, Mama im Rollstuhl zu sehen

Gianluca, der jüngste Sohn von Petra, wurde zwei Tage nach ihrem Unfall zehn Jahre alt.

Anfangs habe ich gar nicht richtig wahrgenommen, was passiert war. Ich verstand nicht, was Mamas Unfall bedeutete und dass es richtig ernst war. Erst als mein Vater beim Abendessen weinte und uns erzählte, dass sie wahrscheinlich im Rollstuhl sitzen würde, bekam ich eine Idee.

Zwei Wochen nach ihrem Sturz sah ich meine Mama das erste Mal in der Klinik. Mein Vater hatte nicht gewollt, dass wir sie eher besuchen. Ich selbst war mir auch nicht sicher, ob ich das schon wollte. Als ich dann bei ihr war, fand ich es verwirrend, sie so zu sehen. Man konnte die Folgen des Unfalls deutlich erkennen. Sie saß im Rollstuhl, ihr Gesicht war stark angeschwollen, und sie war sehr auf Hilfe angewiesen. Zum Glück konnte sie relativ normal sprechen.

Ich spürte, welchen Stress mein Vater dadurch hatte, dass er nicht häufiger bei meiner Mama sein konnte, weil seine Arbeit da war und er uns drei Kinder allein versorgen musste. Ich ging regelmäßig nach der Schule zu meinem ,Götti', dem Patenvater. Immer montags. Oft war ich auch mittwochs bei meinem besten Freund in den Bergen, bei dem ich zu Besuch gewesen war, als der Unfall geschah. Ich hatte den Helikopter gehört und ein komisches Gefühl bekommen.

Unser Familienleben ist durch den Unfall viel ruhiger und langsamer geworden, das finde ich angenehm. Zwei von uns waren vorher regelmäßig Ski fahren, wir waren im Sport engagiert, das beanspruchte viel Zeit. Ansonsten würde ich gar nicht sagen, dass unser Leben sich groß verändert hat. Als meine Mama nach neun Monaten aus der Klinik kam, fühlte es sich irgendwie an, als würde es ,normal' weitergehen. Der größte Unterschied ist eigentlich, dass ich inzwischen woanders zur Schule gehe, weil Mama mehr in der Wärme sein muss. Das finde ich cool. Und dass Mama unsere Hilfe braucht, vor allem, wenn sie problematische Tage hat, das stellt unser Leben schon auf den Kopf. Aber ich komme gut damit klar.

Eine inkomplette Tetraplegikerin lernt tanzen

Nicht mehr zu Hause im eigenen Körper

Ab nun begann die größte körperliche und mentale Arbeit, die ich je in meinem Leben zu bewältigen hatte. Ich war immer sehr sportlich gewesen und hatte vor, im Sommer 2017 mit meinem Mann das Matterhorn zu besteigen. Statt des Matterhorns wurde es dann der Mount Everest – und ich wurde gezwungenermaßen zur Topathletin. Friss oder stirb! Immerhin hatte ich zwei Möglichkeiten. So dachte ich, merkte aber schnell, dass das Sterben in einer Klinik kaum möglich ist. Mir wurde auf erschreckende Weise bewusst, dass ich in meinem Körper gefangen war und keine Wahlmöglichkeit hatte – weder zu fliehen noch zu sterben.

Vom ersten Moment nach meinem Unfall an wurde ich mental und physisch von meiner Familie und unseren Freunden herzlichst unterstützt. Sie kreierten Fotocollagen aus meiner bisherigen Sport- und Privatwelt und hängten diese Bilder bei mir an die Zimmerwände, damit ich sie täglich visualisieren konnte. Sie inspirierten mich und stärkten mich darin, täglich einen Schritt weiter auf mein Ziel zuzugehen: wieder zu laufen, wieder zu tanzen, Rad zu fahren und zu schwimmen. Mein Freund und Arbeitskollege Patrick kam über Wochen und

Monate zur Lymphdrainage zu mir. Anfänglich jeden Tag, später dreimal wöchentlich. Mein Mann besuchte mich so oft wie möglich, auch wenn er dafür zwei Stunden Auto fahren musste. Ich hatte großartiges Pflegepersonal, das mich in meinem Genesungsprozess in der Klinik begleitete und unterstützte, und bekam mein eigenes Rehabilitationsteam, das die interdisziplinäre Teamarbeit und mein beachtliches Programm koordinierte: Ergotherapie, Physiotherapie, soziale Gespräche, Konditionstraining, psychologische Unterstützung, berufliche Unterstützung, Rollstuhltraining, medizinische Untersuchungen, Akupunktur, Musiktherapie, Cranio-Sacral- und Klangschalen-Therapie, Lymphdrainage und Akupunktur-Massage. Mein Marathon begann.

Die Reha-Definition der WHO lautet: *Rehabilitation umfasst den koordinierten Einsatz medizinischer, sozialer, beruflicher, pädagogischer und technischer Maßnahmen sowie Einflussnahmen auf das physische und soziale Umfeld zur Funktionsverbesserung zum Erreichen einer größtmöglichen Eigenaktivität zur weitestgehenden Partizipation in allen*

Lebensbereichen, damit der Betroffene in seiner Lebensgestaltung so frei wie möglich wird[5].

Komplikationen können natürlich in jeder Phase der Rehabilitation auftreten.

Zu der Zeit, als ich in der Klinik weilte, wurde auch ein junger ehemaliger Profiathlet, Vater von vier Kindern, hospitalisiert. Er war ab dem ersten Halswirbel gelähmt und hatte nur durch sein großes, starkes Sportlerherz überlebt. Er konnte lediglich seine Augen bewegen; über die Augen kommunizierte er. Ich habe ihn nie gesehen, aber seine Geschichte hat mich sehr bewegt.

Ich fragte mich häufig: „Wie artikuliere ich mich ohne einschränkende Glaubenssätze, die mich in meinem Heilungsweg begrenzen würden? Wie denke und spreche ich?“ In den Gedanken liegt die Kraft. Ich sagte mir oft: „Du wirst diesen Berg besteigen, egal in welcher Zeit.“

In mir tobte ein Kampf: Ich wollte mich nicht als Tetraplegikerin definieren lassen. Es war doch nur ein Momentzustand, der sich sicher verändern ließ. Oder?

Meine Situation war nicht nur für mich eine große Herausforderung, sondern meine ganze Familie war traumatisiert. Ab sofort war ich eine Tetraplegikerin, die sich allerdings durch ihre

---

[5] Glossar Diskussionsforum Rehabilitations- und Teilhaberecht https://www.reha-recht.de/glossar/glossar/beitrag/artikel/rehabilitation/ (abgerufen am 23. Februar 2023)

Ziele und ihre Willenskraft nach und nach zur inkompletten Tetraplegikerin entwickelte. Ich war fest entschlossen, von der Rollstuhlfahrerin wieder zur Fußgängerin zu werden.

Unsere Sprache beeinflusst unser Denken und Fühlen, es ein Mittel zur Kommunikation. Sie bedient sich immer der Bilder. Diese im Gehirn abgespeicherten Bilder können uns negativ beeinflussen – oder auch positiv. Je nach Art der Bilder. Unter Umständen lebt man die negativen Bilder aus und wird sie schwerlich wieder los. Mir war es wichtig, für mich und mein Umfeld zu betonen: „Ich bin Petra – und nicht die Frau Tetraplegikerin, die im Rollstuhl sitzt. Ob inkomplett oder komplett."

Für einige Wochen und sogar Monate war ich wie in einem Traum gefangen. Mir war nicht wirklich bewusst, was mit mir geschehen war oder jeweils geschah. Ich fragte mich oft: „Was suche ich hier in dieser Klinik?" Man sagte mir, dass ich in einem Schockzustand steckte, dass dieser sich bald lösen würde. Täglich war ich mit meinem Rollstuhl draußen im Garten und dachte, ich sei hier nur zu Besuch. Es vergingen drei Monate, es war Frühling 2017, und meine Medikamente waren endlich – bis auf die Blutverdünnung – abgesetzt, als mir wirklich bewusst wurde, dass alles real war: Ich war eine Patientin dieser Klinik.

Das menschliche Nervensystem

Von meiner Verletzung im Rückenmark war das gesamte Nervensystem betroffen. Ich erläutere hier kurz seine Aufteilung und Funktionen, denn ohne die Nervenfunktionen und deren Aufgaben generell zu verstehen, versteht man einen inkompletten Querschnittgelähmten nicht. Was für einen Gesunden völlig normal ist, fordert von einem Nervengeschädigten Topleistung. Heute sind durch die schnelle, professionelle Bergung am Unfallort etwa sechzig Prozent der Querschnittlähmungen inkomplett.

Was heißt das? Es gibt das zentrale Nervensystem, das aus dem Gehirn und Rückenmark besteht, sowie das periphere, unterteilt in somatisch und vegetativ. Das vegetative Nervensystem wird auch als das unwillkürliche Nervensystem bezeichnet und besteht aus drei Teilen: dem Sympathikus, dem Parasympathikus und dem enterischen Nervensystem (Darmnervensystem). Unwillkürlich bedeutet „unbewusst“, der Mensch kann dies nicht bewusst steuern. Das somatische Nervensystem steuert im Gegensatz dazu alle Vorgänge, die uns bewusst sind und die wir willkürlich beeinflussen können. Dies sind zum Beispiel gezielte Bewegungen von Armen, Beinen und anderen Körperteilen.

Bei mir hat sich das somatische Nervensystem (Skelettmuskulatur, Sinnesorgane und Haut) inzwischen größtenteils erholt. Das vegetative, das unwillkürliche Nervensystem, ist immer noch beeinträchtigt. Mein Blutdruck ist tief, aber stabil. Die Regulierung der Körpertemperatur funktioniert nicht richtig; meine linke Körperseite und meine Beine beidseits schwitzen praktisch nicht, ich muss mich vor Sonnenbrand schützen. Meine Verdauung ist verlangsamt, die Blase nervös und lässt sich nicht komplett entleeren.

Zudem habe ich eine Tiefensensibilitätsstörung. Das betrifft das propriozeptive System, das ich später genauer beschreibe; mein sogenannter „sechster Sinn", die Orientierung im Körper und Raum, ist gestört. Haltung, Position und Stellung meiner Gelenke muss ich über die Augen kontrollieren, damit ich mich vorwärtsbewegen kann. Man könnte auch sagen, dass die Kommunikation von der Peripherie zum Gehirn teilweise fehlt. Gewisse Rezeptoren an der Muskulatur geben den Befehl nicht weiter.

Generell ist es ohne sechsten Sinn kaum möglich, zu gehen, geschweige denn zu rennen. Aber es besteht die Möglichkeit, das ein oder andere zu kompensieren. Mein Training der Kompensation in den letzten Jahren macht mich um einiges selbständiger, verlangt mir aber stetig viel Kraft, Ausdauer und vor allem eine hohe

Konzentration ab. Da das menschliche Nervensystem sehr komplex ist, ist es kaum möglich, eine eindeutige Diagnose abzugeben, wie sich mein Zustand und meine Beweglichkeit in Zukunft regenerieren werden.

In dem Buch *Gesund durch Meditation* von Jon Kabat-Zinn las ich über die sogenannte Neuroplastizität. Das gesamte physiologische Leben eines Organismus wird vom Gehirn aus gesteuert. Das lässt mich hoffen, dass es mir immer mehr möglich sein wird zu kompensieren.

Es ist inzwischen erwiesen, dass das Gehirn ein lebenslang lernfähiges Organ ist, das bis ins hohe Alter hinein und in Anpassung an äußere Einflüsse ständig weiter ausreift, sich wandelt und neu strukturiert.[6] Das Gleichgewichtssystem ist die Grundlage des gesamten Nervensystems. Die Aufrichtung der Halswirbel und Mobilisation des Vagusnervs – das ist der längste Hirnnerv, der mit über Zehntausenden von Nervenfasern in Verbindung steht , die mechanischen Komponenten des Informationstransports zwischen Körper und Gehirn, werden durch das Gleichgewichtssystem verbessert. Ich war ständig gezwungen, mich völlig neu auszurichten und zu orientieren. Mit jedem kleinsten Lernschritt veränderte sich wieder alles. Wenn eine bestimmte Region „neu erwachte“, veränderte

---

6 *Gesund durch Meditation – Das große Buch der Selbstheilung mit MBSR*, Jon Kabat-Zinn, München 2019, S. 220

sich mein Gesamtgefühl bis dahin, dass ich manchmal kaum wusste, ob es ein Schritt nach vorne oder zurück war. Bedingt durch den Ausfall meiner Körperfunktionen musste ich durch gezieltes Training beispielsweise ein ganz neues Bewusstsein für das Gehen erwerben. Auch dafür, dass die Füße mit ihrer proportional sehr kleinen Fläche den ganzen Körper fortbewegen können. Ich bin voller Bewunderung für das, was das gesunde Gleichgewichtssystem so selbstverständlich meistert. Durch das mühselige Neu-Erringen winziger Fähigkeiten eröffnete sich mir ein völlig neues Verständnis und eine Wahrnehmung für kleinste Details und Zusammenhänge in meinem Körper.

Was gehört zum Gleichgewichtssystem? Das Sehen, das optische System. Die Wahrnehmung der Stellung und Bewegung des eigenen Körpers im Raum, also das propriozeptive System, „sechster Sinn“ genannt. Dazu gehören unter anderem die Inselrinde, ein spezieller Teil im Gehirn, der beidseitig etwa in Größe eines Zweieurostückes hinter dem Scheitelbein angelegt ist, sowie Rezeptoren an den Muskeln, Sehnen und Gelenken. Des Weiteren gehört zum Gleichgewichtssystem das vestibulare System, das Innenohr.

Das Gehirn reguliert innere Abläufe und Signale. Wenn gewisse Impulse von der Peripherie zum Gehirn und umgekehrt fehlen oder verzögert sind, greift das Gehirn auf andere Lösungen zurück. Diese Lösungsstrategien sind oft nur unzureichend. Beim Fluchtmodus beispielsweise gehen die Impulse zu den Beinen, aber die Antwort ist verlangsamt, die Flucht dann eventuell zu spät. Ich konnte aufgrund der Nervenschädigung keinen Ball werfen. Das schnelle und spontane Öffnen meiner linken Hand fehlt mir bis heute, meine rechte Hand reagiert, aber noch etwas verlangsamt. Meine Finger umfassen wohl kraftvoll den Tennisball, aber beim Versuch, ihn wegzuwerfen, kann ich die Finger nicht auf Kommando öffnen. Die Balance von Anspannung zur Schlaffheit ist nicht vorhanden, die Rezeptoren in den Fingern können den Befehl des Gehirns nicht oder nur verspätet ausführen. Beim Hinfallen gelingt es mir kaum, mich spontan auf meinen Handflächen abzustützen. Durch diesen Verlust fehlt mir eine gewisse Reaktionsfähigkeit und Geschmeidigkeit.

Oder beim Gehen. Ich wusste nach meinem Unfall nicht, wo meine Füße waren, den Abstand zum Boden musste ich mit meinen Augen kontrollieren. Ein Gehen ohne diese Bodenkontrolle war mir anfangs aufgrund der traumatisierten Interrezeptoren oder Tiefensensibilität unmöglich. Vor zwei Jahren habe ich dann gelernt, mich im Raum ohne Kontrollblick auf den Boden zu bewegen. Heute gelingt mir das sogar im Dunkeln. Auch konnte ich ohne Augenkontrolle keinen Schlüssel aus einer Tasche nehmen, mir war der Sinn der Orientierung in den Fingern abhandengekommen. Ich spürte wohl den Schlüssel, aber meine Finger konnten sich nicht orientieren. Mein linkes Knie ist beim Gehen leicht gebeugt, da mir das Bewusstsein fehlt, wie groß der Winkel der Knieöffnung sein sollte, ohne dass das Knie nach hinten kippt. Immer wieder arbeite ich bewusst an meinem Gleichgewichtssystem, das auch dem Tiefensensibilitätssystem unterliegt.

Früher habe ich sehr oft geträumt, dass ich „blind“ wäre. Heute weiß ich, dass ich durch meinen Unfall körperblind wurde. Schritt für Schritt habe ich das Körperbewusstsein auf meine Art neu erlernt, dafür bin ich sehr dankbar. Weshalb? Dieser bewusste Lernvorgang hat mir den „sechsten Sinn“ im Körper eröffnet. Ich weiß ihn mittlerweile als eine Art Antenne zu nutzen. Wenn ich eine Cranio-Sacral-Behandlung gebe, erfasse ich die Geschehnisse im physischen und energetischen System des Klienten mit meinen inneren Sinnen, mit meinem ganzen Körpersystem, da die Rezeptoren an meinen Händen noch nicht eins zu eins wiederhergestellt sind.

Wie finde ich mein inneres Gleichgewicht wieder?

Ein gesunder Mensch kann durch Körperwahrnehmung und Achtsamkeitspraxis die Hirnareale aktivieren, die für das innere Gleichgewicht entscheidend sind. Doch wie aktiviert man dies bei einem geschädigten Nervensystem? Vieles darüber erfuhr ich Anfang des Jahres 2020 bei einem Kongress mit dem Neurowissenschaftler Dr. Joe. Dispenza in Dubai. Schon in der Rehaklinik hatte ich mich neben dem Buch von Jon Kabat-Zinn mit der Hörbuchversion von Dispenza's Bestseller *Du bist das Placebo – Bewusstsein wird Materie*[7] befasst und bezog daraus viel Kraft. Da ich kein Buch in meinen Händen halten konnte, steckte mir das Pflegepersonal abends die Ohrstöpsel in meine Ohrmuscheln. Ich muss schmunzeln, wenn ich daran denke, wie oft ich nachts nach dem Pfleger klingelte und wie oft er in mein Zimmer kam und mir half, die Kopfhörer wieder richtig zu platzieren. Welch eine Geduld er aufbrachte!

Dispenza erklärte uns, wie wir unsere Konzentration, Fokussierung und die Aufmerksamkeit langsam steigern und dies durch diverse Meditationsübungen fördern konnten. Ich begann intensiv zu meditieren. Es stellte mich vor die Herausforderung, meinen Körper zu spüren. Dazu stellte ich mir jeweils bestimmte Körperareale vor. Ich begann mit den Zehen, dann

---

[7] *Du bist das Placebo. Bewusstsein wird Materie*, Dr. Joe Dispenza, Dt. Ausgabe KOHA-Verlag Burgrain 2016

arbeitete ich mich langsam hoch. Jedes Mal, wenn ich mich in Gedanken verlor, begann ich wieder von vorne. Ich hatte die ganze Nacht Zeit. Da ich sowieso schlecht schlief, beschäftigte ich mich mit meinem Dasein. Durch Dr. Joe Dispenza lernte ich, dass wir mit unseren Gedanken wohl außerhalb von Raum und Zeit sein können. Aber ich wollte mich zuerst körperlich wiederfinden. Ich wollte wieder in meinem Körper zu Hause sein. Ich wollte unbedingt wieder meine Glieder spüren!

Etwa zur selben Zeit begegnete mir der Stammzellenbiologe und Bestsellerautor Bruce H. Lipton und der Begriff der Epigenetik.[8] Bruce H. Lipton geht davon aus, dass weder der Zellkern noch die Gene eine Zelle steuern, sondern die Umwelt und damit auch die eigenen Einstellungen und Gedanken. Jede Zelle sei mit einer genialen zellulären „Tastatur" ausgestattet. Gemeint sind Proteine in der Zellmembran, welche diese je nach Stimulation durchlässig machen oder verschließen können. Der Wissenschaftler konnte sogenannte Rezeptorproteine identifizieren, „Antennen" also, welche die Signale aus der Umwelt aufnehmen und weiterleiten an andere Proteine in der Zellmembran, die daraufhin entsprechende

[8] *The Biology of Belief*, Bruce H. Lipton, PhD, Carlsbad/California 2005, und *Nicht Gene prägen den Menschen, der Mensch prägt die Gene!*

Zellreaktionen auslösen, weshalb man sie Effektorproteine nennt. Genau wie wir Menschen verfügt die Zelle auf diese Weise über einen Wahrnehmungs- und Reaktionsmechanismus, der sie intelligent mit ihrer Umwelt interagieren lässt. Diese Erkenntnis von Bruce Lipton hat mich so sehr fasziniert, dass ich mich Ende 2022 für die Ausbildung zum Epigenetik-Transformations-Coach, der im Januar 2023 startet, angemeldet habe. Ich bin gespannt, wohin mich dieser Schritt führen wird.[9]

Parallel zur Vertiefung in die Arbeit von Dr. Joe Dispenza begann ich, mich mit der sogenannten Inselrinde zu beschäftigen. Sie ist im vegetativen Nervensystem eingebunden. Dazu gehört auch der Vagusnerv, der zwischen Gehirn und Organen kommuniziert, er ist der längste Hirnnerv und gehört zum Parasympathikus.

Die menschliche Inselrinde ist ein Hauptknotenpunkt in einem neuronalen Netzwerk, welches aus dem eigenen Körper stammende Erregungen mit Einflüssen aus der Umwelt integriert und dabei die autonome, emotionelle und sozial-kognitive Homöostase des Körpers erhält. (...) Eine kurze Aufzählung der Funktionen, die der Insel zugeschrieben werden,

---

9 https://daserwachendervalkyrjar.wordpress.com/category/verbrechen-an-der-menschlichkeit/page/65/ (abgerufen am 23. Februar 2023)

mag einen Einblick in ihre Bedeutung geben: Autonome Wahrnehmung (Interozeption), viszero-sensible, viszero-motorische und vestibuläre Funktionen, motorische Assoziation, Somatosensation, Chemosensation, Hören, Sprache, Emotionen, Schmerzempfindung, Empathie, Mitfühlen mit dem Schmerz Anderer, Zeitsinn, Aufmerksamkeit, Motivation, subjektive Musikwahrnehmung, ästhetische Bewertung objektiver und subjektiver Schönheit, soziales Bewusstsein, Entscheidungsvorgänge, Suchtverhalten, Lust, Ekel, Riechen und Schmecken (zusammengefasst von Nieuwenhuys, R., 2012 und Kurth, F. et al., 2010). Diese unterschiedlichen Funktionen werden bestimmten Subregionen der Insel zugeordnet (...)[10].

Was mich hier sehr interessierte, war, dass der Inselrinde sehr viele Funktionen zugeschrieben werden, die bei mir eine Dysbalance aufzeigten. Zum Beispiel Wärme- und Kältewahrnehmung, Schmerz, die innere und äußere Wahrnehmung. Körperlage und Bewegung im Raum. Die komplementäre Zusammenarbeit des parasympathischen und sympathischen Nervensystems. Regulation der Eingeweide.

---

[10] *Vom lateralen Rand ins Zentrum des Kortex: Die Entwicklung der menschlichen Inselrinde*, Prof. Dr. med. em. Gundula Meyer, De Gruyter/Neuroforum 2018, 24(4): 237–246, https://doi.org/10.1515/nf-2018-0008

Als Ganzes integriert die Insel alle Einflüsse aus der Umwelt und aus dem eigenen Körper, um Überlebensstrategien zu entwickeln und gleichzeitig die emotionale und physiologische Homöostase zu erhalten (Oppenheimer, S. und Cechetto, D., 2016). Craig hat die menschliche Insel als Teil des „empfindenden Selbst" definiert (Craig, A.D., 2010). Hierbei ist die Insel nicht als „Sitz" bestimmter Funktionen anzusehen, sondern als wichtiger Knotenpunkt (engl. hub) in einem funktionellen, dynamischen Netzwerk, das viele andere Kortexareale (Hirnareale, Anmerkung d. Verf.) involviert[11].

Nun war meine Frage: Konnte ich die Inselrinde, die je seitlich in der Großhirnfurche angelegt ist, durch die Cranio-Sacral-Therapie positiv beeinflussen?

Die ersten Wochen zählen!

Patrick Frey ist Heilpraktiker in eigener Praxis; er arbeitet mit manuellen Techniken, Bioresonanz, Akupunktur und Kinesiologie. Vom zweiten Tag auf der Intensivstation an begleitete er Petra mit Lymphdrainage und anderen unterstützenden Therapiemaßnahmen.

Am Sonntag nach Petras Unfall rief Willy mich nach dem Mittagessen an und fragte, ob ich

[11] *ebd.* Vgl. Craig, A.D., 2011; Medford, N. und Critchley, H.D., 2010

kurzfristig kommen könne, es sei wichtig. Er telefoniere für Petra, die als Notfall in der Klinik läge. Meine Frau und ich hatten Besuch, und mir war sofort klar, dass ich kommen müsse. Mein Besuch musste warten!

Ich trat in dem Moment an Petras Bett auf der Intensivstation, als die Krankenschwestern einen Check machten, ob sie in den Händen und Füßen überhaupt etwas spüren würde. Als ich Petra sah, konnte ich meine Emotionen nicht zeigen, ich wollte sie nicht erschrecken. Ich erlebte hautnah mit, dass sie gar nichts spürte – und es nahm mich sehr mit. Mir war sonnenklar, was das bedeutete. Aber ich wollte es nicht wahrhaben. Ich glaube, Petra war ganz sicher in sich: Das wird wieder funktionieren! So habe ich sie wahrgenommen. Und für mich war klar: Wenn sie möchte, dass ich sie begleite, werde ich alles, was in meiner Macht steht, unternehmen, damit das wieder wird. Ich habe keine Sekunde gezweifelt.

Ich fühlte mich geehrt, dass sie mich fragte, und begann sofort mit der Behandlung. Bei Petra wendete ich vor allem Lymphdrainage an, das war ihre oberste Priorität. Sie reagierte darauf sehr gut. Diese Methode trägt dazu bei, den Heilungsprozess um ganze fünfzig Prozent zu beschleunigen. Das heißt, wenn man für einen Beckenbruch drei Monate in Therapie gehen müsste, braucht man unter Einbeziehung der Lymphdrainage nur sechs Wochen. Es halbiert die benötigte Heilungszeit. Ich war durch Petra zur Lymphdrainage gekommen, 1999 hatte sie mich darauf aufmerksam gemacht, dass sie einen Kurs belegen würde, und gefragt, ob ich Lust hätte, mitzumachen. So schloss sich in dieser Situation jetzt ein Kreis, es war schön für mich, ihr etwas ‚zurückzugeben'.

Über drei bis vier Jahre hatte ich intensiv einen Patienten begleitet, dessen Nerven aufgrund einer Fehldiagnose stark in Mitleidenschaft gezogen wurden und der mit dreiunddreißig Jahren fast im Rollstuhl gelandet wäre. Eine gewisse Zeit saß er tatsächlich im Rollstuhl, dann ging er an Stöcken, bis er schlussendlich wieder beschwerdefrei laufen konnte. Durch ihn und seine Geschichte hatte ich gelernt, dass Nervenverletzungen möglichst schnell und intensiv therapiert werden sollten, um eine Heilungschance zu haben. Vor allem die ersten Wochen direkt nach der traumatischen Einwirkung zählen. Bei einer guten Berufskollegin und Mentorin hatte ich gelernt, Traumata zu lösen. Damit hatte ich in der Vergangenheit selbst bei scheinbar ‚aussichtslosen Fällen' gute bis einzigartige Resultate erzielt. Das Wichtigste ist in diesem Fall, die Körpertraumata aus dem System zu nehmen, damit die Heilung vonstatten gehen kann und die Energie wieder fließt. Auch das wendete ich bei Petra an. Gleichzeitig wurde sie von einer

Kinesiologin, die sehr gut arbeitet und auf ihre Art Traumata befreit, aus der Ferne begleitet. Ich schätze die Kreativität, mit der diese wunderbare Berufskollegin nicht nur für einzelne Menschen, sondern auch fürs Kollektiv und den Planeten eintritt, sehr. Ich hatte sie über Petra kennengelernt.

Von Seiten der Kliniken waren solche Therapien kaum vorgesehen, von daher durfte ich problemlos kommen und Petra mehrmals in der Woche, zu Beginn fast täglich, behandeln. Die Krankenschwestern waren immer bereit, es so einzurichten, dass ich kommen konnte. Für mich war völlig klar: Petra hat mich gebeten – ich komme und mache das! Egal, ob das irgendwer will oder nicht!

Wenn Petra mit mir sprach, war sie immer positiv und ganz klar fokussiert. Von Anfang an war sie auf Heilung ausgerichtet. Dadurch holte sie sehr bald auch Literatur in ihr Leben – Dr. Joe Dispenza beispielsweise –, die sie in dieser mentalen Klarheit unterstützte und weiterführten konnte. Ich habe sie nie frustriert erlebt, sie weinte während unserer Behandlungen nicht. In unseren Gesprächen wurde allerdings deutlich, wie sehr sie mental gefordert war. Zum Glück konnte sie mit ihrem Mann Willy offen über ihre Gefühle, über ihre Zweifel und Ängste sprechen. Was mit ihr passiert war, bedeutete natürlich eine unglaubliche Berg- und Talfahrt für sie. Über lange Zeit konnte sie ihre Gliedmaßen überhaupt nicht bewegen. In einer solchen Situation positiv zu bleiben, erfordert große Stärke und Entschiedenheit.

Bei meinen Patienten erlebe ich immer wieder, wie entscheidend diese innere Ausrichtung für den Heilungsprozess ist. Die, die nur konsumieren, machen wesentlich langsamer Fortschritte als die, die sich aktiv hineinstellen und die Verantwortung für sich und ihr Leben übernehmen.

Sicher ist sie durch ihren langen Heilungsweg mental noch gewachsen. Hat noch tiefere Einblicke in das Wissen übers Nervensystem, über den Menschen, über das menschliche Bewusstsein bekommen. Das brauchte sie, um dahin zu kommen, wo sie jetzt ist. Über die Beschäftigung mit Joe Dispenza und ähnlicher Literatur hat sie sich innerlich sehr entwickelt. Das war immer schon ihr Interesse gewesen, damit hat sie mich immer schon inspiriert. Wir tauschten uns beruflich und über unsere Entwicklungswege viel aus. Ich bekam wichtige Impulse von ihr. Früher trafen wir uns regelmäßig alle paar Wochen, um uns gegenseitig mit Lymphdrainage oder Akupunktur-Massage zu therapieren. Das wurde nun natürlich weniger. Ich kam schon noch in den Genuss einer Cranio-Sacral-Therapie von Petra, dabei hat sie eine Wärme in den Händen wie zwei Kaminöfen. Jetzt, wo sie viel auf Mallorca ist, tauschen wir uns per Zoom aus. Wenn wir uns sehen, ist es, als wäre es gestern gewesen. Diese Zeit hat uns sehr zusammengeschweißt.

Ich begleitete Petra von Januar bis etwa Juni sehr eng. Danach ging sie mit ihren eigenen Werkzeugen weiter. Das, was ich in Bezug auf Petras Heilungsweg erleben durfte, ist eine einzigartige Geschichte, die vollkommen für sich steht. Sonst ist es meistens mein Ziel, meine Kunden möglichst schnell schmerzfrei zu machen. Das funktioniert eigentlich sehr gut. Mein Ziel ist, effizient zu arbeiten, damit die Patienten nach möglichst wenigen Sitzungen schmerzfrei entlassen werden können. Wenn sie wieder mal Probleme haben, kommen sie Jahre später vielleicht wieder. Das mit Petra war eine längere Geschichte. Ich wusste: Es ist eine äußerst anspruchsvolle Aufgabe, aber ich zweifelte nie daran, dass Petra es schaffen wird. Für mich war völlig klar: Sie wird gestärkt aus dieser Geschichte herauskommen und neue Wege gehen. Ich kenne sie nun mal nicht anders. Sie sprach nie von Problemen, höchstens von Herausforderungen. Das hat auch mich geprägt.

Petra war immer sehr sportlich. In dem Jahr, in dem der Unfall geschah, wollte sie eigentlich das Matterhorn besteigen. Was sie dann im Herbst 2017 geschafft hat, ist, vom Liegestuhl ins Meer zu laufen.

Ich habe selbst eine schwere Geschichte mit Erschöpfung über zwanzig Jahre hinweg. Ich hatte oft Mühe, mich zu konzentrieren und in gewisse Situationen hineinzuversetzen; manchmal war ich froh, wenn ich überhaupt gerade stehen konnte. Von daher hatte ich in der Zeit, in der ich Petra begleitete, auch mit mir selbst zu kämpfen. Früher war auch ich sehr sportlich, war Fitness-Instruktor, Bodybuilding-Coach und betrieb Wettkampfsport. Durch meinen Einbruch kam ich in eine Situation, in der ich mehr Zuschauer war, nicht so sehr Teilhaber. Nun erlebte ich bei Petra, wie sie vom sportlichen Mittelpunkt, von der Powerfrau, plötzlich in eine völlig neue Position kam, in der all das nicht mehr ging und sie sich ganz anders mitteilen musste als vorher: «Jetzt begreife ich, wie sich das für dich anfühlt', sagte sie mir.

Petra musste sich neu erfinden, was sie in meinen Augen einfach getan hat, ohne in Selbstmitleid zu verfallen. Es war nicht nur eine schöne Zeit, so viel ist klar. Und – es ist eine tiefe Erfahrung für die Seele. Wenn ich mich reflektiere, weshalb die Veränderung in mein Leben kommen musste, obwohl mir doch vorher sehr gefallen hatte, was ich machte, bemerke ich, wie anders meine Persönlichkeit sich in der gesundheitlichen Reduktion entwickelte, wo das Ego nicht mehr so sehr die Führung übernehmen konnte und andere Aspekte als das Präsentieren wichtig wurden. Das ist eine wichtige Entwicklung in der heutigen Zeit. Bisher sind wir Menschen auf einem Bewusstseinslevel, auf dem wir unsere Lernschritte oft über Schmerz machen.

Nervenschmerzen, Blasenirritation, Schlaflosigkeit

Gefangen wie in einem Traum

Zu dem Zeitpunkt, als ich in der Rehaklinik von der Intensivstation in mein Zimmer verlegt wurde, konnte ich bereits die Schultern und Arme bewegen. Meine Finger waren noch unbeweglich. Rumpfstabilität hatte ich kaum, und die Wahrnehmung meines Rückens sowie meiner Beine war nicht oder kaum vorhanden. Dass ich hier ganze neun Monate verbringen würde, drang noch nicht in mein Bewusstsein. Ich war kaum in der Lage wahrzunehmen, wo ich mich befand.

Im Zuge meiner Verlegung und Mobilisation wurde mir der Blasendauerkatheter gezogen, nun wurde meine Blasenreaktion beobachtet. Zur täglichen Pflege gehörte die Unterstützung der Darmtätigkeit, welche mittels Abführmittel und Darmreizung provoziert werden musste. Für dieses Prozedere plante man täglich bis zu einer Stunde ein. Dann folgten ein Atemtraining – die Lungenkraft war eingeschränkt – und die Kontrolle der Körpertemperatur – die Selbstregulation fehlte. Das tägliche Duschen, das anfänglich auch nie unter einer Stunde dauerte, war eine große Herausforderung und benötigte viel Kraft und Ausdauer. Es fing schon damit an, dass ich vom Bett in einen sogenannten

Duschrollstuhl gesetzt wurde. Einige Ohnmachtsanfälle begleiteten mich in den ersten Monaten, mein Blutdruck war einfach noch nicht stabil. Das Sitzen auf diesem Duschrollstuhl war höchst anstrengend und sehr ungemütlich für mich. Man musste mir mit jeder Kleinigkeit helfen, da ich mich im Rollstuhl nicht eigenständig fortbewegen geschweige denn die Duschbrause benützen konnte. Die Wassertemperatur peinlich genau zu regulieren war sehr wichtig. Kalt wäre noch problemlos gewesen, aber wenn die Wassertemperatur zu heiß gewesen wäre, hätte das starke Verbrennungen verursachen können.

Für mich war keine Nacht erholsam, denn vor allem in diesen Stunden war ich von Spastiken geplagt. Meine linke Seite vom Gesäß abwärts verkrampfte sich dann und löste dabei starke Zuckungen des Beines aus. Auch die Arme und Finger verkrampften sich. Ich fand kaum eine Position, die nicht mit einer Spastik antwortete. Natürlich konnte ich anfänglich nur auf dem Rücken liegen. Auch heute, zu Beginn des Jahres 2023, habe ich immer wieder diese Nervenschmerzen, die eine große Spannung in mir erzeugen, aber inzwischen bin ich in der Lage, aufzustehen und spezifische Yogaübungen zu machen, damit sich die unteren Lendenwirbel entlasten können. Diese Körperstellen bearbeite ich mit sehr viel Aufmerksamkeit und hoher

Konzentration, damit sich der helle und spitze Nervenschmerz lösen kann. Ich komme später im Buch explizit darauf zu sprechen.

Zur Entlastung der Schmerzen brachten mir die Krankenschwestern warme Decken für die Hände und für das Gesäß. Da mir die Wahrnehmung fehlte, war es für mich sehr schwer, die Auslöser meiner Schmerzen zu erspüren oder sie überhaupt auch nur einer bestimmten Körperstelle zuzuordnen. Man kann es sich vorstellen wie bei einem Bandscheibenvorfall. Die Ausstrahlungen in ein Bein, ins Gesäß oder Becken kann so stark sein, dass man den Auslöser nicht wahrnimmt. Wenn im späteren Verlauf der Erkrankung der Schmerz nahe der Wirbelsäule wahrgenommen wird, beginnt meistens eine Heilung. Die Ausstrahlung ist dann kaum noch spürbar. Das wusste ich aus eigenen Erfahrungen.

Nachts musste ich auf dem Rücken liegen. Meine beiden Arme wurden nachts seitlich in Polstern im 45-Grad-Winkel vom Körper entfernt fixiert, die Ellenbogengelenke gestreckt. Dadurch erhoffte man eine spätere Winkelbewegung wenigstens bis zu 45 Grad im Schultergelenk zu ermöglichen. Größere Beweglichkeit musste durch spezifische Dehnung in der Physiotherapie erarbeitet werden. Grundsätzlich verkürzen sich bei einer Nervenschädigung nicht nur die Muskeln, Sehnen oder Faszien, sondern auch die Nervenbahnen, somit ist der Patient in den

Gelenken eingeschränkt. Auch meine Hände und Finger wurden in einer bestimmten Position mittels Schienen fixiert. Die ersten Monate nach meinem Unfall waren die Nächte nicht gerade erholsam für mich.

Ja, und dann war da noch meine Blase. Nicht zuletzt weil ich medikamentiert wurde, musste ich viel Flüssigkeit zu mir nehmen. Dadurch hatte ich natürlich Harndrang. Dazu kam, dass das tägliche Training, nur schon die minimale Positionsveränderung im Bett – anfänglich lag ich nur auf dem Rücken und zur prophylaktischen Entlastung der Haut schoben mir die Krankenpfleger jeweils Kissen abwechselnd seitlich unter den Rücken – oder der Wechsel vom Bett auf den Rollstuhl und zurück, eine Tortur für mich war. Die Blase reagierte dann sehr oft nachts, wenn der Körper sich entspannen wollte, vom sympathischen Nervensystem zum parasympathischen Nervensystem. Mein gesamtes System war nicht in Harmonie, in ausbalancierter Anspannung und Entspannung. Mein Körper bekam kaum Ruhe, ich stand unter stetiger Spannung. Nachts, nach stark belastenden Momenten im Training oder emotional, war meine Blase sehr oft neurologisch gestresst und nervös, und ich musste sie alle zwanzig Minuten entleeren. Ich hätte dies mit spezifischen Medikamenten unter Kontrolle bringen können, aber die Folge daraus wäre gewesen, dass ich zukünftig zu Hause zwangsläufig hätte katheterisieren müssen. Ohne die Medikamente musste ich vorläufig auch nachts einige Male katheterisiert werden. Meine Blase war stark überreizt und irritiert. Das Katheterisieren war immer etwas kompliziert. Manchmal wurde dies sogar gemacht, während wir Patienten schliefen. Das nahm ich als körperlichen Übergriff wahr, und trotzdem war es sehr wichtig.

Da meine Nächte unruhig verliefen, konnte ich mich während des neunmonatigen Klinikaufenthaltes nicht wirklich erholen. Aber das konnte ich ja sowieso nicht, denn mein Körper war stetig in einem Überlebensmodus. Die Anfangszeit war sehr streng, ich war mit meiner Blase beschäftigt und hoffte so sehr, dass ich nie das Bett einnässen würde. Während einer grippalen Infektion geschah es dann doch. Mit vierzig Grad Fieber hatte ich meine Blase nicht mehr unter Kontrolle. Es war eine Blamage, als ich die Pflegerin sagen hörte: „Sie hat wieder eingenässt."

Eine enorm große innerliche Aufregung herrschte in mir. Einige Woche nach dem Unfall hatte ich immer noch das Gefühl, dass ich nicht schlafen dürfte. Es war wie ein Kontrollmechanismus, der mich wachhielt. War es immer noch der Schock?

Gespritzt wurde mir täglich ein Anti-Thrombose-Mittel. Dazu kamen neuropathische

Medikamente gegen die Schmerzen und ein kreislaufstabilisierendes Mittel. In der Anfangszeit nahm ich bis zu zehn verschiedene Medikamente ein, welche ich dann ab dem dritten Monat mit Unterstützung der Ärzte langsam ausleiten und auf meinen Wunsch hin durch homöopathische Mittel ersetzen durfte. Wichtig war mir das vor allem bei dem neuropathischen Mittel, das mich geistig stark im Dasein einschränkte, mir Übelkeit verursachte und mich unwillig machte. Zusätzlich durfte ich diverse komplementärtherapeutische Methoden, welche in der Klinik angeboten wurden, ausprobieren.

Endlich konnte ich wieder lachen. Langsam erwachte ich aus einem Nebel, meine Gedanken wurden wieder etwas klarer. Aber immer noch war ich wie in einem Traum gefangen. Ich wusste nichts mit dieser neuen Umgebung anzufangen, ich wusste nicht, was ich hier verloren hatte.

Ich lernte Patienten mit Querschnittlähmung kennen, welche ihr Trauma beim Tauchen erlitten hatten, ein Patient litt unter den Folgen einer Schussverletzung. Viele Motorradfahrer gab es oder Patienten, welche vom Obstbaum gestürzt waren. Genauso aber auch Paraplegiker mit Rückenmarksverletzung durch eine Rückenoperation und Patienten, die durch eine Viruserkrankung zum Paraplegiker wurden.

Am Mittagstisch waren wir zu dritt, wir lachten herzlich über unsere Tollpatschigkeit. Alle drei hatten wir im Januar 2017 einen Skiunfall mit ähnlicher Verletzung erlitten, das verband uns und schweißte uns eng zusammen. Wir konnten uns großartig amüsieren – und auch unsere Tränen fließen lassen über unsere Handicaps und die Folgen, die sich im Klinikalltag daraus ergaben. Beispielsweise, wenn mein „Mitbewohner" erzählte: „Uff, heute habe ich mir doch glatt während der Physiotherapie in die Hosen geschissen ..." Unsere Witze waren makaber, aber so wahrheitsgetreu. Wir fühlten uns wie Erwachsene, die durch einen Schicksalsschlag wieder zu Kindern geworden waren.

Eine unvergessliche Situation erlebte ich mit meinem Mann, als wir auswärts essen gingen. Er packte mich samt Rollstuhl ins Auto und fuhr zum nächstliegenden Restaurant, das dann schnell zu unserem Stammrestaurant wurde. Dort konnten wir fern der Klinik ein paar Stunden für uns allein genießen. Wir haben gespiesen und etwas Wein getrunken, mein Mann steckte anschließend die halbleere Weinflasche ins Fach an der Rollstuhllehne und schoss aus dieser Perspektive ein Foto von mir. Die Flasche war auf dem Foto gut ersichtlich. Er sendete dieses Foto mit der Bemerkung „Jetzt können wir gemeinsam spazieren fahren" an seinen Freund, der gerade Vater geworden war. „Ist schon spukhaft: Ich schiebe den Rollstuhl mit der ‚Alten' und er den Kinderwagen mit dem ‚Baby' ...", das war seine

Bemerkung. Wir lachten Tränen über die Situation und konnten dabei sicher viel Stress entladen.

Heute denke ich, dass diese Gruselwitze über unsere Körper, vor allem über unsere Ausscheidungen, eine Überlebungsstrategie waren. Wir waren nicht geistig gestört und doch nahmen wir an, dass uns andere Menschen so betrachteten. Auch über die Therapeuten und Ärzte rissen wir Witze, und unser Lachen war erfrischend und wohltuend. Ich weiß noch, dass viele der Patienten gern bei uns am Dreiertisch gegessen hätten. Ich muss lächeln, wenn ich daran zurückdenke, wie wir häufig den gemeinsamen Essraum mehr oder weniger unterhielten.

Wir waren die witzigsten und einfallsreichsten Patienten in dieser Abteilung und trafen uns oft mit anderen Patienten draußen im Garten. Wir alle waren auf ähnliche Weise handicapiert. Wir versuchten uns zu unterstützen, um gemeinsam die Herausforderungen in dieser Rehabilitationszeit zu bewältigen. Besondere Ausflüge mit unseren Therapeuten, wie Bar- oder Kinobesuch in die Städtchen der Umgebung, bedeuteten eine willkommene Abwechslung zum Alltag in der Klinik.

Wie sah der Tagesablauf in der Rehaklinik aus?

Die morgendliche Körperhygiene mitsamt Dusche benötigte anfänglich bis zu anderthalb

Stunden, und dies gelang mir nur mit Hilfe einer Pflegerin. Für alles gab es Hilfsmittel, angefangen bei der Zahnreinigung und beim Kämmen bis hin zum Duschrollstuhl. Mein Darm musste weiterhin durch äußerliche Reizungen oder Medikation entleert werden. Auch der Restharn, welcher in der Blase zurückblieb, als ich wieder anfing, sie selbständig zu entleeren, musste mittels Katheter entfernt werden.

Der Tag begann um halb sieben – und ich war bereits um acht Uhr schon wieder todmüde. Körperlich und geistig war alles eine Tortur, eine wirklich große Herausforderung. Meine Beine mussten täglich bandagiert werden, damit sie nicht dick anschwollen. Weil die Beinmuskulatur fehlte, konnte auch das Lymphsystem nicht arbeiten. Ich benötigte Hilfe beim Anziehen sowie beim Ausziehen meiner Kleidung. Auch fürs Frühstück war Hilfe nötig.

Ich hatte ein vollgepacktes Programm mit täglicher Physiotherapie, Ergotherapie, Krafttraining und Rollstuhltraining. Zwei Monate nach dem Unfall konnte ich vom vollelektrisierten Rollstuhl zum manuellen Rollstuhl überwechseln. Dafür benötigte es speziell angefertigte Lederfäustlinge. Die Fingerkraft fehlte noch, aber die Kraft in meinen Armen und Schultern entwickelten sich Step by Step. In der Ergotherapie trainierte ich meine Feinmotorik und die Kraft der Finger, aber auch die verloren gegangene Handlungsfähigkeit im Alltag, wie beispielsweise Haushaltsarbeiten und das Autofahren oder Administrationsarbeiten, wie Schreiben per Hand oder mit der Schreibtastatur. Auch dafür gibt es einige manuelle Hilfsmittel und eine spezielle Software, mit der die Sätze, die man einspricht, automatisch niedergeschrieben werden.

Das barrierefreie Wohnen für den Zeitpunkt meiner Rückkehr nach Hause wurde schon sehr früh geplant, da man nicht wissen konnte, ob man laufend oder mit einem Rollstuhl nach Hause entlassen werden würde. Frühzeitige Planung war das A und O, damit der Patient zu Hause optimale Bedingungen für sein verändertes Leben vorfand.

Ich musste wie ein kleines Baby alles neu erlernen, mit Ausnahme des Sprechens. Jeglicher Ablauf benötigte höchste Konzentration, zugleich war meine Konzentration sehr eingeschränkt, denn das gesamte Zentralnervensystem war in Mitleidenschaft gezogen worden. Die Schmerzen verbrauchten einen großen Teil meiner Energie.

Die Hände zu öffnen war mir nicht möglich. Ich konnte die einzelnen Finger nicht bewegen. Mit Hilfe einer Vorrichtung, die man mir um die ganze Faust band, konnte ich das Essen auf eine Gabel schieben und mit viel Mühe in meinen Mund führen. Des Öfteren fiel das Essen wieder auf den Teller zurück. Für das Schneiden von Speisen mit einem Messer fehlte mir die Kraft und

Beweglichkeit in den Fingern. Da wir einige Patienten waren, die ständig gepflegt und versorgt werden mussten, wurde das Klinikpersonal entlastet, indem man Hilfspersonen aus dem Dorf eingeladen hatte, welche uns zur Essenszeit fütterten.

Von morgens früh halb sieben bis vier oder fünf Uhr abends war ich beschäftigt. Immerhin konnte ich mich mittags eine Stunde lang ausruhen. Ich hatte ein Einzelzimmer, wurde aber oft gestört, denn der Klinikablauf ging weiter. Das heißt, es kam immer wieder jemand herein, um die Wäsche aufzufüllen oder die Blumen zu gießen. Es gab in diesen Monaten wenig Gelegenheit, wirklich zur Ruhe zu kommen.

An den Wochenenden durfte man nach Hause, sobald man eine gewisse Selbständigkeit erlangt hatte. Das hieß praktisch: sobald man Darm und Blase halbwegs im Griff hatte. Ich kam aus der Pflege, mir war vieles bekannt, und ich hätte mich ohne Weiteres selbst versorgen können. Aber ich weigerte mich so lange wie möglich, nach Hause zu gehen. Ich traute mich nicht in unser Haus zurück. Nicht wegen der Erinnerungen an den Unfall, sondern eher wegen der Nachbarn. Das Umfeld war das gleiche geblieben, ich hatte mich verändert. Ich war zum Mittelpunkt unseres Dorfes geworden. Alle wussten Bescheid und hatten mich immer wieder per SMS kontaktiert, auch wenn ich in dieser Zeit nicht online war. Ich brauchte meinen ganz eigenen Raum, die Zurückgezogenheit, um innerlich klar und konstant meinen bewussten Weg zu gehen und mich nicht durchs Außen irritieren zu lassen. So kam Willy an den Wochenenden zu Besuch zu mir in die Reha. In der Nähe der Klinik gab es ein Hotel für die Angehörigen, dort nahmen wir in diesen Tagen zusammen ein Zimmer, um unsere Privatsphäre zu haben. Die Einrichtung wird von der Klinik finanziert, mit dem Ziel, die Patienten möglichst zügig wieder in die Gesellschaft einzugliedern.

Die zwei größten Schwierigkeiten – egal ob kompletter oder inkompletter Paraplegiker – sind Schmerzen und Ausscheidungen. Einige Patienten wagen sich deswegen kaum aus dem Haus und isolieren sich von der Gesellschaft. Ich selbst kann zum Glück mit diesem Handicap ziemlich gut umgehen. Ich bin Mutter von drei Kindern, habe vor meinem Studium als Dipl. Med. Praxisassistentin bei kleineren Eingriffen in einer ärztlichen Privatpraxis assistiert und bin sehr körperbewusst. Natürlich ist es nicht immer einfach, damit umzugehen, wenn ich starken Druck auf dem Darmausgang spüre. Ich habe gelernt, Zeichen zu lesen und versuche dann, in der Nähe einer Toilette zu sein. Sicher, das ist nicht immer einfach, aber ich merke, ich muss mich irgendwie stellen. Dem Ausscheidungsthema genauso wie dem Umgang mit meinen ständigen Schmerzen. Friss oder stirb! Beim Reisen kann da vieles „schieflaufen", da habe ich einige Male geschimpft, und es ist gut, wenn Mitreisende eingeweiht sind.

Jede Querschnittlähmung, jeder Heilungsweg ist individuell

Kathrin Huber arbeitete 2017 als Sozialarbeiterin im Schweizer Paraplegiker-Zentrum Nottwil, in dem Petra behandelt wurde. Mittlerweile betreut sie bei der Schweizerischen Paraplegiker-Vereinigung Nottwil Menschen mit einer Querschnittlähmung und querschnittähnlichen Symptomen ambulant.

Ich habe Petra während ihrer gesamten Zeit in der Reha begleitet. Ein Bereich meiner Tätigkeit war die psychosoziale Betreuung. Als eine der Vertrauenspersonen war ich dafür da, ihre Anliegen im interdisziplinären Team einzubringen und innerhalb der Klinik mit zu koordinieren.

Ich erlebte Petra als jemanden, der sehr sorgfältig auf sich achtet, sehr bewusst auf ihren Körper hört. Sie hat vieles hinterfragt und ist für sich und ihre Anliegen eingestanden. Sie hat ein sehr gutes, unterstützendes Umfeld, insbesondere ihren Ehemann Willy. Er hat immer geschaut, was sie braucht, ihre Anliegen aufgenommen und im Kontext der Klinik vertreten. Das hat mich beeindruckt. So getragen zu sein ist ein wichtiger Faktor für den Rehabilitationsprozess, wie auch das Aushalten, das Mitfühlen, das Mitgehen von Seiten der engsten Familie. Für Petra war das sicher eine große Ressource. Zudem hatte sie durch ihren Beruf einen medizinischen Hintergrund und einen ganzheitlichen Blick aufs Leben. In der Klinik hat man sich sehr bemüht, ihr gerecht zu werden.

Als Sozialarbeiterin im SPZ unterstützte und begleitete ich Menschen mit einer Querschnittlähmung bei allen sozialarbeiterischen Fragestellungen. Diese sind sehr breit gefächert. Dazu gehören Fragen zur Existenzsicherung und rechtliche Fragestellungen, die Beratung hinsichtlich Versicherungen, um Ansprüche für die Pflege und Betreuung, für notwendige Hilfsmittel oder auch für die Finanzierung des Wohnungsumbaus geltend machen zu können. Dazu hatte ich viele Gespräche mit Petra und Willy. Weiter war ich gemeinsam mit dem interdisziplinären Team verantwortlich, Petras Austritt aus der Klinik gut zu koordinieren. In ihrem Fall war alles gut gebahnt, sie übernahm selbst die Verantwortung für vieles und hatte ein Umfeld, das sich für sie einsetzte und vorausschauend organisierte.

Ein solches Unfallereignis mit all seinen Folgen ist ein Trauma für die ganze Familie und dessen Verarbeitung ein langer

Entwicklungsprozess. Mich hat beeindruckt, mit welchen Strategien sie und ihre Familie diesen Prozess gestalten, dem lösungsorientierten Nach-vorne-Schauen, dem Willen, mit dem umzugehen, was ist und noch kommt. Das war und ist nicht einfach. Wenn Petras Kinder den Umgang damit für ihr Leben mitnehmen können, ist das sicher sehr hilfreich.

Petras Kinder haben ihre Strategien gesucht, mit den neuen Gegebenheiten umzugehen. Beispielsweise schrieb ihre Tochter die Lehrabschlussarbeit über ein Paraplegie-Thema und befragte mich im Zuge dessen. Petra lebt ihren Kindern vor, sorgfältig mit sich selbst umzugehen und immer wieder zu fragen: Was ist es, was ich brauche? Um was geht es gerade?

Die Spannbreite von Veränderungs- und Heilungsprozessen ist riesig. Sie reichen von Menschen, bei denen das Rückenmark nicht komplett geschädigt ist, so wie bei Petra, und bei denen ein Teil der Bewegungsfähigkeit wieder zurückkommt, bis hin zur kompletten bleibenden Lähmung. Als Begleitende ist es sehr schön, solche Veränderungen wie bei Petra miterleben zu dürfen. Jeder Fortschritt löst Freude aus. Dabei darf nicht vergessen werden, wie schwer diese Menschen es oft in ihrem Alltag haben. Ihr Handicap ist ihnen immer weniger anzusehen, aber sie haben weiterhin massive Einschränkungen.

Ein Rehabilitationsprozess wie der von Petra hört sich sehr erfreulich an, und doch begleiten die Veränderungen und die einhergehenden Herausforderungen aufgrund der erlittenen Verletzung diese Menschen ein Leben lang. Dieser Prozess erfordert viel Aufmerksamkeit, Willen und Kraft, daran zu arbeiten. Petra beobachtet und plant jeden dieser Prozessschritte genau und schöpft bei Fortschritten Kraft, um vorwärtsschauen zu können. Ihr Umfeld unterstützt sie dabei. Das Sensible, das Feinfühlige, das Nachspüren, der Wille vorwärtszukommen ist Teil ihres Wesens. Sie hat in diesen Jahren, trotz ihrer Verletzung und des Handicaps, eine Ausbildung abgeschlossen, um ihre körpertherapeutische Arbeit weiterzuentwickeln.

Petra konnte sich darauf einlassen, das loszulassen, was ihr nicht mehr zur Verfügung steht, auch auf die Trauer, die damit einhergeht. Sie fand die Kraft, den Blickwinkel zu wechseln und neue Türen zu öffnen.

Es ist wichtig zu erwähnen, dass bei jeder Verletzung des Rückenmarks der Rehabilitationsprozess unterschiedlich verläuft und nur bedingt steuerbar ist, damit nicht bei Personen, die wenig Fortschritte machen, Schuldgefühle oder das Gefühl zu versagen entstehen. Damit sich nicht die Frage aufdrängt: Wieso schafft der andere das – und ich kann es nicht? Es gibt nicht DEN Querschnitt. Diese Verletzung zeigt sich jedem Patienten oder jeder Patientin individuell und ist immer ein wenig anders.

Wieder daheim

August 2017. Als ich die Klinik knapp acht Monate nach meinem Unfall verlassen durfte, konnte ich etwa zwanzig bis dreißig Meter mit Hilfe des Rollators gehen. Mein erstes Ziel war erreicht. Juhe! Ich hatte mir gesagt: „Petra, du wirst aus dieser Klinik gehen und nicht fahren!“ Meine Freundin, die den Unfall miterlebt hatte, filmte mich und verewigte diesen Schritt. Wenigstens dies hatte ich geschafft, auch wenn es mir sehr schwerfiel. Ich musste peinlichst meine Beine kontrollieren, respektive mich auf die Fußstellung konzentrieren, denn ich spürte ja nicht, wo meine Füße waren. Das Gefühl in meinen Füßen war eingeschränkt, die Raumvorstellung für sie war nach wie vor noch nicht vorhanden. Was meine ich mit Raumvorstellung? Mir fehlten die „Fühler“ an den Extremitäten. Ein Gehen im Dunkeln wäre auch zu diesem Zeitpunkt noch unmöglich gewesen, mir fehlte das Gefühl der Distanz vom Auftritt des Fußes auf den Boden. Auch fehlte mir die Bodenhaftung sowie das Gleichgewichtsgefühl oder die Empfindung eines sicheren Standes.

Diese Wahrnehmung, der sechste Sinn, wird unbewusst gesteuert. Glücklicherweise konnte ich dieses Handicap über den Augenkontakt zum Boden und mit Hilfe des Rollators beeinflussen. Schritt für Schritt bewegte ich mich aus der Klinik.

Nun begann die eigentliche Rehabilitation. Meine größte Hilfe war mein Ehemann und bester Freund Willy, er unterstützte mich in jeglicher Hinsicht. Er wusste, dass ich mit aller Kraft vorwärtskommen wollte. Wir führten viele Gespräche, er hörte mir zu und gab mir Ratschläge. Ich versuchte ihm mitzuteilen, wie sich mein Körper anfühlte. Bei gewissen Körperteilen war einfach ein Raum vorhanden, welchen ich aber nicht fühlen konnte. Ein Raum ohne Gefühl. Ich wusste, dass da etwas vorhanden ist, aber es fühlte sich wie eine Leerstelle an.

Willy empfahl mir auch, nach dem Klinikaufenthalt schnellstmöglich einen Ort aufzusuchen, wo ich mich neu orientieren und finden konnte. Das oberste Ziel war, wieder eigenständig zu werden. Vor allem körperlich. Ich brauchte einen Ort möglichst in der Wärme und am Meer, damit sich meine Nervenzellen so gut wie möglich erholen konnten. Gemeinsam bereiteten Willy und ich uns auf ein neues Projekt vor. Für mich war es nicht einfach, ich musste mich ein weiteres Mal neu sortieren und das Altbekannte loslassen. Meiner Familie war es sehr wichtig, dass ich wieder kraftvoller und lebensfreudiger werden konnte. Für sie war es belastend, mich so leiden zu sehen. Der Körperschmerz war enorm. Ich war mental, emotional und physisch überlastet.

Aufenthalte am Meer hatten mir immer sehr gutgetan, von daher begann ich so oft wie möglich dorthin zu reisen. Meine Freundin Eve Marie, die auch Therapeutin ist, begleitete mich jeweils, da ich auf meinen Rollstuhl und auf Hilfe dabei angewiesen war.

Meine ersten Gehversuche ohne Gehhilfen machte ich im Herbst 2017 an einem Strand in Spanien. Ich war sehr ängstlich, dass ich hinfallen könnte. Bei einem Sturz hätte ich mich selbst nicht abstützen können, da sich meine Hände zu Fäusten verschlossen. Langsam, Schritt für Schritt, tastete ich mich vor. Meine Arme baumelten verkrampft rechts und links am Körper herunter, die Finger waren ebenfalls verkrampft. Hohe Konzentration war gefragt, damit ich nicht das Gleichgewicht verlor. Im Meer war es dann besser, da wurde ich vom Wasser unterstützt. Ich verbrachte so viel Zeit wie möglich im warmen Ozean. Die Sonne, die Wärme, das trockene Klima taten mir sehr gut. Nach meinem täglichen Training im Meerwasser folgten diverse Dehnungsübungen am Strand. Ich konnte viele Verspannungen und Verkrampfungen im Körper lösen. Anfänglich war es nicht möglich, vom

Rollstuhl auf den Boden zu gelangen, geschweige denn überhaupt eine Dehnung im Körper zu vollziehen. Ich war starr wie ein Brett.

Das erinnert mich an einen Moment, den ich in meinem vierten Klinikmonat mit meiner lieben Physiotherapeutin erlebte, die mich während der gesamten Rehabilitation begleitet hat. Sie kam eines Tages zusammen mit einem Praktikanten der Ergotherapie in den Physioraum und wollte eine neue Übung mit mir versuchen. „Thomas, schau gut zu", forderte sie ihren Praktikanten auf. „Beobachte, was ich tue. Ich demonstriere dir jetzt, wie man eine querschnittgelähmte Patientin vom Rollstuhl zum Boden und wieder zurück in den Stuhl platziert." Alle Paraplegiker erlernen dies, falls die körperliche Voraussetzung da ist, denn bei einem Sturz aus dem Rollstuhl muss der Patient die Möglichkeit haben, sich wieder in den Stuhl zurückzusetzen. In meinem Fall ging dies nicht so einfach. Ich war zum ersten Mal seit meinem Unfall auf dem Boden, das war ein sehr merkwürdiges und doch auch großartiges Gefühl für mich. Im Bett oder im Stuhl hatte ich nie den Boden „unter den Füßen", ich war immer „schwebend" unterwegs auf den Rädern meines Rollstuhles. Nun saß ich, mit Hilfe meiner Therapeutin, auf dem Boden. Meine Tränen flossen. Es war ein Moment, der herzzerreißend war. Ich war völlig geschafft, zugleich so glücklich und bodenzentriert! „Jetzt geht es wieder zurück auf den Stuhl“, entschied meine Therapeutin nach einiger Zeit. Sie zeigte mir mehrere Tricks, aber mir fehlte die Kraft in meinen Armen. Den Rollstuhl zu greifen und mich daran hochzuziehen war mir dadurch nicht möglich. Keine Chance. Steif und unbeweglich wie Pinocchio saß ich auf dem Boden, der Rollstuhl stand hinter mir. Meine Therapeutin versuchte mein Gewicht von 55 Kilogramm in den Stuhl zu hieven. Auch hier keine Chance. Ihre Stirn schon war schweißnass, sie bemühte sich sehr. Thomas beobachte unsere Situation und griff nicht ein. Er hatte den Befehl bekommen, nur zu beobachten. Wir Frauen mussten schallend lachen: Warum starrte er uns bloß an? Bemerkte er denn nicht, dass wir ohne seine Hilfe verzweifelten? Konnte oder wollte er uns nicht unterstützen? Anscheinend dachte er als Neuling, dass dieser Vorgang immer so kompliziert sei und realisierte unsere Not nicht wirklich. Wir lachten Tränen, und dieses Lachen war so befreiend und setzte anscheinend solche Kräfte frei, dass es meiner Therapeutin schlussendlich trotz Kraftmangel gelang, mich wieder in den Rollstuhl zurückzubefördern.

Der Apfel fällt nicht weit vom Stamm

Andrej ist Petras mittlerer Sohn, er war siebzehn Jahre alt und in seiner Maurerlehre, als seine Mutter den Unfall erlitt.

Was hat sich verändert im Familienleben seit dem Unfall? Wir haben nun eine Mutter, die geschwächt ist, energetisch und emotional. Es benötigt mehr Sensibilität im Umgang mit ihr. Das empfinde ich nicht als Last, sondern ich gebe das gern, ich gehe gern auf sie ein. Dadurch zeige ich ihr meine Wertschätzung. Vor ihrem Unfall, als ich Kind war, war das nicht unbedingt der Fall. Da habe ich meinen eigenen Kopf gehabt, meine Ideen durchgesetzt und die Nerven meiner Mutter strapaziert. Sie hat zwar immer noch ihren gleichen sturen Kopf wie früher – aber es geht für sie nicht mehr das Gleiche, sie kann nicht mehr die gleichen Dinge machen wie früher. Wir alle haben einen sturen Kopf: mein Bruder, meine Schwester und mein Vater auch sehr. Ich bin am ehesten der Harmonische. Wenn es einen Gewinn gibt für beide Seiten, habe ich mehr davon, als wenn ich nur in meinem Interesse handele.

Ob ich mich verändert habe durch den Unfall? Auf jeden Fall! Durch dieses Ereignis wurde meine persönliche Entwicklung beschleunigt, ich musste viel früher reifen. Die größte Veränderung hat vielleicht zwischen meinem Vater und mir stattgefunden. Früher war mein Vater für mich ein großer, stattlicher Mann, der alles gemacht hat. Er war nie wirklich emotional, außer, wenn er wütend wurde. Nach dem Unfall habe ich diesen starken Mann das erste Mal so berührt gesehen. Er hat vor uns Kindern seine Schwäche gezeigt. Das, was bisher der Part meiner Mutter gewesen war: zu weinen, wenn es emotional zu viel wurde. Bei mir hat das viel ausgelöst; ich nahm wahr: Es ist gut, mein Vater hat mich bis hierher in seiner Kraft begleitet – und jetzt sehe ich das erste Mal, dass er Hilfe braucht. Auch von mir. Dadurch hat sich unsere Beziehung sehr verändert. Er war nicht mehr nur der große Vater, der einem alles zeigt, sondern er war auf meine Unterstützung angewiesen. Die Arbeit laugte ihn aus, der Zustand meiner Mutter verlangte ihm viel ab. Natürlich. Es wurde klar, dass wir es nur als Team schaffen, dass einer zum anderen halten musste und hielt. Ich versuchte, alle in der Familie nach Kräften zu unterstützen.

Unser Familienzusammenhalt war immer schon eng, wir sind einander sehr treu. Natürlich hat es Auseinandersetzungen gegeben, gerade in der Pubertät und vor allem zwischen meiner Schwester und unserem Vater, aber das hat uns nicht geschwächt. Dieser starke Zusammenhalt hat uns sehr offen füreinander gemacht. Man hat keine Mühe, auch über Probleme zu sprechen. Es ist natürlich für uns, wir sprechen alle Themen an. Wir wurden noch nie an die Wand gestellt, wenn wir nach Hause kamen und sagten: ‚Papa (oder Mama), ich hab einen Scheiß gebaut.' Ich habe nie erlebt, dass unsere Eltern wütend wurden wegen etwas, was wir angestellt hatten – und wir haben so einiges ausgebrütet. Die beiden waren immer sehr ehrlich mit sich selbst, sie hatten nicht vergessen, dass auch sie solche Phasen in ihrem Leben gehabt hatten.

Bis zum Zeitpunkt des Unfalls war alles in meinem Leben super, wunderbar und schön gewesen. Ich hatte mir vielleicht als Kind mal wehgetan, mal den Kopf angestoßen, aber es war nie etwas Verheerendes geschehen. Und jetzt plötzlich passierte in unserer Familie so etwas. Das war unerträglich für mich. Bis hierher hatten wir keine Angst gekannt. Angst war nie etwas, was unsere Familie beherrscht hatte. Meine Eltern ließen uns immer alles machen, und wenn es noch so eine dumme Idee war, ich durfte die Konsequenzen erfahren. Wir sind eine sehr energiegeladene Familie, wir kannten nur Action. Wir sind keine Adrenalinjunkies, das nicht, wir suchen nicht unbedingt den Kick, aber wir haben es gern, wenn wir ihn spüren. Mein Vater wie ich. Diese Aktionslust wurde plötzlich gedämpft. Und dennoch würde ich sagen: Wir sind nicht unbedingt vorsichtiger geworden.

Als der Unfall geschah, hatte ich als Maurer – in diesem sehr kalten Winter – drei zusätzliche Wochen nach den Weihnachtsferien frei. In dieser

Zeit war ich fast ausschließlich in den Bergen zum Skifahren. Ich verschwendete damals kaum Gedanken daran, was passieren könnte. Ich brauchte diese Zeit für mich allein zum Verarbeiten der Ereignisse. Später habe ich mich deswegen sehr schlecht gefühlt und hatte lange Mühe damit, dass ich so egoistisch gewesen war, mein Skivergnügen durchzuziehen. Damit, dass ich wenig zu Hause war und meinem Vater in diesen Wochen alles überlassen hatte.

Spannend war: Zwei oder drei Tage vor dem Unfall meiner Mutter hatte ich selbst einen Skiunfall. Ich war das erste Mal in meinem Leben mit mir selbst konfrontiert worden und hatte das Gefühl verspürt: Vielleicht wird es jetzt nicht gut kommen! Die lockere Haltung, die ich bisher immer gehabt hatte, war für einen Moment weg. Ich war schon sehr oft hingefallen beim Skifahren, nie war es wirklich schlimm gewesen. Hier hatte ich jetzt das erste Mal das Gefühl, unter Umständen eine Linie übersprungen zu haben. Das war eine neue Erfahrung. Eine einschneidende. Mir hat es danach lange Angst gemacht, wirklich wieder zu mir zu finden, mein Strahlen wieder zu erhalten. Das war vorher nie ein Thema gewesen.

Auch um das zu verarbeiten, bin ich in den Wochen danach viel Ski gefahren. Um mir zu sagen: Hey schau, am Ende des Tages hast du ein Leben! Du musst nicht dumm sein mit dem Leben, du darfst dir Gedanken machen! Aber ich machte mir auch klar: Das Schönste für mich, als ich ein Kind war, war diese Verantwortungslosigkeit! Wenn ich am Berg stand, wusste ich genau: Das Schlimmste, was passieren kann, ist, dass es kurz schmerzt, wenn ich hinfalle! Es verheilte ja alles wieder, das war nie eine Frage. Ich hatte das Vertrauen, dass es gut kommt. Die Erfahrung, dass es auch anders kommen kann, hatte ich bis dahin noch nie gemacht. Und diesen erschütternden Einbruch wollte ich mit positiven neuen Erfahrungen quasi ‚wegmachen'. Deshalb bin ich so viele Wochen täglich Ski gefahren. Im Vergleich zu früher war ich zurückhaltend geworden. Vorher hatte ich mich von meinen Emotionen leiten lassen, von der ungetrübten Freude. Ich hatte die Situation nie gründlich studiert. Inzwischen überprüfe ich, worauf ich mich einlasse. Ich untersuche die Gegebenheiten eher, als dass ich mich kopflos in ein Ereignis stürze. Dieses Überdenken habe ich aus meinem Unfall gelernt. Und wahrscheinlich hat es sich im Unterbewusstsein durch den Unfall meiner Mutter noch verstärkt.

Das Schlimmste war für mich, mit anzusehen, wie ein Mensch, der körperlich so talentiert war wie unsere Mutter, auf einen Schlag zurückgeworfen wird. Oder noch schlimmer ist eigentlich, einen Menschen, den man liebt und beschützen möchte, so leiden zu sehen.

Nach fast sechs Jahren können wir jetzt zurückblicken und sehen, was wir alles aus dieser noch so schlechten Zeit und aus der Erfahrung, dass es plötzlich nicht mehr nur gut kam, herausgezogen haben. Das gelingt, weil wir alle positiv denken, sonst wäre es sicher anders. Ich sage mir immer: Wenn ich nicht beeinflussen kann, wie es kommt, kann ich zumindest positiv darüber denken! Dann kann ich zumindest ein Ziel anstreben! Wenn ich hingegen in der negativen Spirale bleibe und mir sage: ‚Meine Mutter wird daheim ein Pflegepatient sein', bringt mich das nicht weiter. In unserer Prägung, unserer Erziehung, war uns Kindern mitgegeben worden, so positiv wie möglich zu denken. Sobald du im Stress oder in der Negativität bist, funktionierst du sowieso nicht. Wir durften das durch eigene Erfahrung lernen, vor allem im Sport und durch Wettkämpfe. Schon im Alter von zwölf hatte ich mit meiner Mutter im Sport gewetteifert.

Es gibt das Sprichwort: ‚Der Apfel fällt nicht weit vom Stamm.' Die Willenskraft meiner Mutter ist enorm. Von daher wussten wir Kinder: Sie wird wieder laufen können. Vier Wochen nach ihrem Unfall konnte ich sie das erste Mal besuchen. Ich lief in das Zimmer – und meine wunderschöne Mutter, die immer noch wunderschön ist, war das erste Mal nicht mehr wunderschön. Sie sah sehr aufgedunsen aus durch die vielen Medikamente, die sie bekam. In den ersten zehn Sekunden meines Besuches sagte ich ihr: ‚Du läufst hier wieder auf deinen zwei Beinen raus, das ist keine Frage für mich!' Und es war wirklich nie eine Frage. Vielleicht war das auch Naivität von mir, vielleicht musste ich mir einreden, dass am Ende alles gut kommt.

Meine Mutter darin zu erleben, wie sie ihre Heilung erreichte, wie sie da durchgegangen ist, ist inspirierend. Auch das prägt uns alle. Ich weiß genau: In diesem Sinne wird es auch mir möglich sein, zu erreichen, was vielleicht noch so unmöglich erscheint, denn ich komme ja von meiner Mutter. Das schenkt mir enorme Freiheit. Ich wusste immer: Ich muss vorwärts gehen. Ich will erfolgreich werden, und ich will mir Freiheiten im Leben ermöglichen. Wir alle, meine Geschwister und ich, sind motiviert, mehr aus uns zu machen. Mehr zu erschaffen, auch wirtschaftlich. Das hat viel mit dem zu tun, was wir bei unserer Mutter sehen durften. Auch bei unserem Vater. Er hat ein Mandat in derselben Firma, in der ich als Juniorbauleiter arbeite. Ich durfte immer wieder miterleben: Wenn er in den Raum kommt, dann blicken alle auf. Er ist der Profi unter allen Mitarbeitern. Ich habe das Privileg, dahinterzuschauen und zu sehen, was es an Arbeit kostet, zu diesem Profi zu werden. Seine Firma kam in dieser Zeit in starke Bedrängnis, man hatte Mühe, Aufträge zu erhalten. Und dennoch ist mein Vater da, er steht auf seinen beiden Füßen, hat die Firma weiterhin, kann Aufträge reinholen und ist sehr gefragt. Ich sehe das und denke: Wow, was man von sich investieren muss, um von solch einem Tiefpunkt wieder auf die Gerade zu kommen!

Dass wir Kinder das vermittelt bekommen haben, bringt uns sehr weit. Unsere Eltern waren schon immer das Größte, und wir wussten: Wir dürfen unsere Fehler machen! Wir sollen sogar unsere Fehler machen! Und zugleich wissen wir: Wenn unsere Eltern es geschafft haben, werden wir es auch schaffen!

Ich äußerte gegenüber der Mutter meiner damaligen Freundin: ‚Durch dieses Erlebnis mit meiner Mutter habe ich so viel gelernt, das ist der Hammer!' Und sie spiegelte mir: ‚Andrej, durch dieses Erlebnis weißt du so viel mehr vom Leben als viele andere.' Mich hat diese Aussage lange gestört, ich bin nicht stolz auf das Erlebnis, das ich durchgemacht habe. Ich musste diese Erfahrung machen, ich kann dadurch aber nicht mehr oder bin dadurch nicht besser als andere, die die Erfahrung nicht machen mussten. Und ich wünsche ihnen allen, dass sie sie nie machen müssen, denn es war auch eine schwere Zeit.

Ich erinnere mich genau an den Tag, als mein Vater mich anrief und bat, ich solle kurz in die Wohnung kommen. Er eröffnete mir, dass meine Mutter einen Unfall gehabt hätte und von der

Rega geholt worden sei; ich hielt das zuerst für nicht so dramatisch. Wenn jemand nach einem Skisturz Rückenschmerzen hat oder der Zusammenprall heftig war, dann kommen sie, dann sagen sie nicht Nein. Und für mich war klar: Das wird schnell wieder gut sein, sie wird morgen wieder zu Hause sein! Mein Vater war sehr ernst: ‚Es ist wirklich nicht gut, Andrej!', beharrte er. Ich brauchte einen Moment, um zu begreifen, was er meinte.

Ein Jahr nach dem Unfall wählte ich an der Berufsschule für die Abschlussarbeit, in der wir einen Bericht über ein frei gewähltes Thema verfassen mussten, die Querschnittlähmung, um das Ganze nochmals besser zu verarbeiten. Ich durfte diese Arbeit mit meiner Mutter zusammen schreiben – ich bin in der Schriftlichkeit nicht gerade der größte Held –, und das tat mir gut.

Hätten sich meine Eltern und speziell mein Vater in dem Moment nicht so verhalten, wie sie es getan haben, wäre alles anders gewesen. Es gibt wahrscheinlich viele Menschen, die wären einfach eingeknickt, die hätten nicht mehr gekonnt. Das wäre nur zu verständlich. Sehr menschlich. Selbst wenn der Kopf sagt: ‚Da geht nichts mehr!', durften wir die Erfahrung machen: ‚Doch, da geht noch viel!' Dadurch haben wir immens viel darüber gelernt, dass sich letztlich alles im Kopf abspielt, nicht im Körper.

Ich bin froh, dass ich noch nicht erleben musste, wie es ist, wenn ein Mensch, den ich liebe, von mir geht. Aber ich durfte durch den Unfall meiner Mutter hautnah erleben, wie es ist, wenn es im Leben von hundert auf zwanzig runtergeht. Ich sage bewusst ‚durfte', denn es ist eine Erfahrung, die mich unglaublich stärkt. In meinem Beruf als Maurer musste ich zu der Zeit, als der Unfall passiert ist, eine gewisse Härte zeigen. Ich konnte mich im Arbeitsalltag nicht hängen lassen oder selbst bedauern. Das wäre nicht akzeptiert worden. Ich bin sonst nicht derjenige, der schweigt, aber in dem Moment habe ich auf meinem Maul gesessen und nichts gesagt. Es war allein mein Problem, das musste ich mit mir verarbeiten. Ich brauchte nicht das Mitleid der anderen. Damals war Mitleid eher etwas Negatives für mich, mittlerweile ist es etwas, das dazugehört.

Das, was dieser Unfall und das Erleben meiner Mutter emotional ausgelöst haben, wird nie weg sein. Es wird nie möglich sein, dieses Thema auf einer sachlichen Ebene anzuschauen. Natürlich sagte meine Mutter dann auch mal: ‚Hey, pass auf, wenn du Ski fährst, mach dies oder das nicht!' Und ich antwortete bewusst: ‚He nein, das sind nicht wir! So handeln wir nicht! Wir waren uns immer aller Konsequenzen bewusst. Und jetzt haben wir eine Konsequenz erlebt, aber wir dürfen nicht dort aufhören! Wir dürfen nicht da stehen bleiben!' Und ich weiß auch: Wenn ich mal Kinder habe, muss ich ihnen diese Erfahrungen ermöglichen. Ich darf sie nicht durch meine Sorge hemmen. Wie viele Gleichaltrige beobachte ich um mich herum, denen solch ein Erfahrungshorizont entzogen wurde, indem man sie geschützt, ja fast schon kontrolliert hat. Sie haben im Alter von Anfang zwanzig Jahren Mühe, sich auf sich selbst zu verlassen. Sie haben nicht den Mut, in die große Welt hinauszugehen und erfolgreich zu werden, denn man hat ihnen immer gesagt, was gut ist und was falsch und was sie zu tun haben.

Welchem Gesundheitsmodell folge ich?

Der Begriff der Homöostase

Heute ist mir einiges bewusster als zu Beginn meines Heilungsweges in der Reha. Ich war immer darauf aus, eine absolute Heilung zu erreichen. Aber was heißt das? Was bedeutet denn eine „absolute Heilung“? Beschreibt das den Zustand von vor meinem Unfall? Die alte Petra? Und konnte ich die überhaupt noch werden, wo ich doch bereits sechs Jahre älter war? Auch meine Zellen waren also sechs Jahre älter geworden. Was bedeutet in diesem Fall Heilung für mich?

Bei Jon Kabat-Zinn hatte ich gelesen, dass es ein Gesundheitsmodell im Sinne des Verbundenseins gibt.

In den späten siebziger Jahren hat der Psychologe Gary Schwartz, damals an der Yale-Universität, ein allgemeines Modell der Selbstregulation vorgestellt, das den Ursprung von Krankheit letztlich in einer gestörten Verbindung sieht, den Ursprung einer stabilen Gesundheit dagegen im ungestörten Verbundensein. Dieses Modell basierte auf der in Kapitel 12 vorgestellten systemischen Betrachtungsweise, nach der ein komplexes System stets als ein Ganzes gesehen werden muss, anstatt es auf seine Bestandteile zu reduzieren, um diese dann isoliert zu betrachten. (...) In Kapitel 12 haben wir ebenfalls gesehen, wie lebende Systeme ihr inneres Gleichgewicht und ihre harmonische Ordnung mit Hilfe von Feedback-Schleifen selbstregulierend aufrechterhalten. Die Herzfrequenz passt sich der Muskeltätigkeit an, bei Nahrungsbedarf stellt sich Hungergefühl ein, das uns dazu drängt, etwas zu essen. Über diese selbstregulativen Prozesse erreicht ein System einerseits die Stabilität seiner Funktionen, anderseits seine Anpassung an neue Umstände. Dazu gehören der Energieaustausch mit der Außenwelt und die Steuerung des inneren Energieflusses, um die Organisation und Integrität des lebenden Systems im Rahmen eines komplexen, sich ununterbrochen verändernden, dynamischen Zustands zu erhalten, während es gleichzeitig mit seiner Umgebung interagiert. Der Fachbegriff dafür ist Homöostase.[12]

In den ersten neun Monaten der Rehabilitation hatte ich oft mit meiner Therapeutin über die Fähigkeiten des menschlichen Körpers gesprochen. Da sich mein Nervensystem nicht in der gewünschten Zeit von neun Monaten erholte, sprach man davon, dass ein Körper auch „kompensieren" kann. Ein Begriff, der während der Reha eine große Rolle spielte, wenn es darum

---

[12] *Gesund durch Meditation – Das große Buch der Selbstheilung mit MSBR*, Jon Kabat-Zinn, München 2019, S. 263/264

ging, durch das Unfalltrauma und die Verletzung ausgelöste Einschränkungen zu umschiffen und durch neue Fähigkeiten zu ersetzen. In der klinischen Medizin meint das den Ausgleich eines abnormen Zustandes durch die Veränderung eines anderen Zustandes. Ist dieser Ausgleich nicht mehr möglich, kommt es zu einer Dekompensation. Zum Beispiel bei Herzklappenfehlern: Wenn das Herz nicht mehr die gleiche Leistung erbringen kann, vergrößert sich der Herzmuskel. Durch die Vergrößerung des Muskels kann die Leistung des Herzens aufrechterhalten werden.

Ich frage mich: Was heißt „kompensieren“? Mir gefiel das Wort damals nicht. In meinen Gedanken war das eine Schwäche. Meine Theorie der Genesung – vielleicht war es auch eine Hoffnung auf Genesung – war: Der Körper besitzt doch mehrere Systeme, die nicht voll ausgenützt werden. Meine Aufgabe ist es nun, ein solches System aufzuwecken oder zu aktivieren. Bei meiner letzten Untersuchung im Juli 2022, fünfeinhalb Jahre nach meinem Unfall, wurde erstaunt festgestellt, wie gut mein Zentralnervensystem sich erholt hatte. Das betitelte man als „Kompensation“.

Wenn ein Hirnareal in seiner Funktion gestört ist, versuchen benachbarte Areale, die entsprechenden Funktionen zu übernehmen. In der Neuroplastizität schreibt man, dass eine

Aussprossung von Nervenzellen im peripheren sowie im Zentralsystem möglich ist. Da ich eine Narbe im Rückenmark habe, findet dies nur unter erschwerten Bedingungen statt. Und dennoch war ich der Überzeugung, dass mein Körper vieles reparieren könne.

Doch zurück zur Ausgangsfrage: Was hieß denn nun „Heilung“?

Ich war mehr und mehr davon überzeugt, dass „Heilung“ eine tiefgreifende Wandlung des Denkens und die Begegnung mit der eigenen Ganzheit voraussetzt. Diese erreicht man vor allem im Zustand der Ganzheit während der Meditation. Mit den Augen der Ganzheit ergibt sich immer eine ganz neue Perspektive. Dort gibt es keine Fragmentierung oder Isolation von gewissen Körperteilen oder Organen. Ich bin dann komplett losgelöst von meinen Gedanken. Ich fühle mich verbunden mit dem ganzen Körper, kein Körperteil wird isoliert betrachtet. Der Körper ist in Frieden, zugleich nehme ich in mir eine tiefe Zufriedenheit wahr.

Mir gab das die Möglichkeit, mein eigenes Leben wieder in die Hand zu nehmen und so gut es ging mit meiner neuen Situation zu arbeiten. Heilung bedeutet nicht immer, dass man vollständig körperlich gesund wird. Man kann seine Ganzheit auch wiedererlangen, indem man Ganzheit von innen heraus erlebt und sich mit neuen Dimensionen des eigenen Seins verbindet.

Heilung ist dann ein Zustand des Friedens mit sich selbst, auf physischer und vor allem auch auf geistiger Ebene.

Man kann wieder eine Ganzheit sein, indem man sich nicht mit der Rolle Krankheit identifiziert. Anstatt sich in Selbstanklage oder Selbstmitleid zu ergehen, ist es immer möglich, sich seine Krankheit zum Helfer zu machen, dadurch mentale Grenzen aufzuheben und die Voraussetzung für Heilung zu schaffen. Das ermöglicht, auch als Querschnittgelähmter, Krebserkrankter oder Herzinsuffizienzleidender in Ganzheit zu sein. Es ist eine Frage der Betrachtung. Wir können so unsere einschränkenden Glaubenssätze erlösen und die mentale und physische Grenze zum „Gesundwerden oder Heilen“ erweitern oder aufheben.[13]

Mein Körperbewusstsein

Von den vorhergehenden Überlegungen ausgehend fragte ich mich, ob ich mich nur über einen gesunden, schönen, starken und leistungsfähigen Körper identifizieren kann.

Gedanken, die philosophisch sind, aber mir persönlich sehr halfen, mich neu zu orientieren.

---

[13] *Vgl. Gesund durch Meditation – Das große Buch der Selbstheilung mit MBSR*, S. 207–211

Bei meiner Geburt hatte ich einen intakten, tadellos funktionierenden Körper erhalten, ein wunderbares Geschenk. Er wurde und wird mir – meiner Seele – zur Verfügung gestellt. Ich darf hier auf dieser schönen Erde in und durch meinen Körper leben.

Auf der Intensivstation war ich direkt mit dem Tod konfrontiert. Physiologisch wie psychisch. Es gab einen Moment, in dem ich mich vom Leben beinahe verabschiedet hätte. Von Seiten der Klinik war das Weiterleben verordnet – und es wurde kontrolliert. Das fühlte sich fast brutal an, als würde mir keine Wahl gelassen. Dann aber traf ich als Mutter von drei Kindern meine eigene Entscheidung und begann, wie eine Löwin um mein Leben zu kämpfen. Die Natur ist fantastisch, unsere Körper- und Geisteskräfte sind enorm. Der Überlebenswille einer Mutter, die für ihren Nachwuchs da sein muss und möchte, ist in unseren Genen fest verankert. Ich entschied mich fürs Leben.

Nun, wo ich überlebt hatte, stellte sich die Frage, wie ich mit einem reduzierten und schmerzverzerrten Körper leben konnte. Wie kann ich für meinen Nachwuchs da sein, wenn ich keine Kraft habe und vor allem nicht glücklich bin?

Ich begann, mich darauf zu konzentrieren, dass mein Körper nur eine Materie ist. Dass ich meine Zufriedenheit und Fülle in meinem Inneren zu suchen habe. Meine Seele, Geist, göttliche Kraft, Qi oder Breath of Life – wie auch immer wir das nennen möchten – lebt in einer Energieform in mir und durch mich. Mit dieser Energie habe ich mehr und mehr Kontakt aufgenommen. In meiner Arbeit als Komplementärtherapeutin in der Cranio-Sacral-Therapie und Osteopathie sowie in der Akupunktur-Massage hatte ich dies schließlich seit Jahren geübt und praktiziert. Und so begann ich Monate nach meinem Unfall, mich endlich wieder zu finden.

Wie gelang mir das? Ich lenkte meine Aufmerksamkeit ins Innere meines Körpers. Es ist eine Energie, nennen wir es „Seele“ oder „inneres Kind“, die ich in meiner Herzgegend wahrnehme. Das Herz ist das einzige Organ, das außerhalb des Körpers aus seiner eigenen Frequenz heraus für ein paar Minuten ohne Unterstützung lebensfähig ist.

Ich spürte und spüre immer wieder eine enorme Dankbarkeit. Ich habe einen Zufluchtsort gefunden, der mir inmitten meiner ständigen Schmerzen Ruhe und Zufriedenheit schenken kann. Manchmal waren es nur ein paar Momente, in denen ich Frieden fand. Und dennoch verbesserte sich dadurch mein körperlicher Zustand Stück für Stück. Die Momente der Zufriedenheit wurden langsam, aber stetig größer. Ich wurde innerlich stärker und vor allem ruhiger und gelassener. Und ich konnte durch meine veränderte Perspektive meinen „neuen Körper“ besser annehmen.

Wenn ich heute meine Aufmerksamkeit von meinen Schmerzen im Körper auf mein Herz oder mein „inneres Kind“ fokussiere, geht es mir sofort um einiges besser. Die Schmerzen und generell das körperliche Befinden bekommen eine andere Qualität. Meine Seele oder „das innere Kind“ hat sich ja mit meinem Unfall nicht verändert, das kann mir auch nichts und niemand nehmen. Diese Instanz lebt fortwährend als Gast in meinem Körper. Als mir dieses bewusst wurde, kam ich zu der Erkenntnis, dass sich eigentlich nichts verändert hatte.

Ich kann meinen Körper nun distanzierter betrachten. Meine Aufgabe ist, es mir so gemütlich wie möglich in ihm zu machen. Dadurch verbessert sich meine Lebensqualität. Meine Lebenskraft kehrt zurück. Mein eigenes „Körperhaus“ neu zu organisieren und aufzuräumen ist meine vordringliche Aufgabe.

Mein Wunsch ist es, in mir ein neues Zuhause zu haben, welches mich nicht einschränkt. Ein dehnbares Zuhause, in dem ich systematisch die Fenster und Türen öffnen werde. Das ich wohlig warm und kuschelig weich gestalten möchte und in dem ich meine weichen Bewegungsabläufe wiedererlangen will.

Wie kann ich dies erreichen? Jeden Morgen sage ich mir: „Tun, als ob!“ Ich stehe frühzeitig auf, denn jede Bewegung ist noch heute mit Kraftaufwand verbunden. Ich versuche, einschränkende negative Gedanken zur Seite zu schieben. Durch tägliches Aufmerksamkeitstraining stärke ich mein inneres ICH. Ich ermahne mich, stets achtsam zu sein mit dem, was ich tue oder nicht tue und vor allem denke.

Von Anfang an habe ich mich entlastet, indem ich mir sagte: „Du hast jede Menge Zeit, Petra, die du benötigst zu deiner ‚Genesung'." Die Ärzte und Therapeuten prophezeiten uns Patienten, dass neurologische Verletzungen sich am besten in den ersten zwei Jahren erholen. Danach wird es herausfordernder oder ist kaum noch möglich, alte Fähigkeiten wieder aufzuwecken, zu aktivieren. Man müsste stark kompensieren. Ich wollte dieses eingeschränkte Ziel nicht wahrhaben. Es erschien mir wie ein Aufgeben. Auch nach zwei Jahren sagte ich mir: „Ich gehe mein eigenes Tempo und bleibe meinem Aufbautraining treu. Ich bin hartnäckig, übe mich in Ausdauer und bringe die Geduld auf. Beharrlichkeit und Vertrauen ist bei jeder Genesung wichtig."

Niemand kann mir sagen, wie lange mein persönlicher Heilungsprozess dauern wird und welchen Verlauf er nimmt. Im Sommer konnte ich mich jeweils gut auf meine Heilung konzentrieren, aber im Winter war es nicht so einfach, denn das Klima in den Schweizer Bergen war sehr anstrengend für meinen traumatisierten Körper. Durch die Kälte zog sich jede Zelle im Körper zusammen, die Nerven brannten dann noch mehr und der Kraftaufwand war somit noch viel größer.

21. September 2022

Der Herbst hat sich zurückgemeldet. Ich vermisse die wohlige Wärme draußen und in meinem Körper. Die gestrige Nacht war schon etwas anstrengender, die Feuchtigkeit macht sich in meinem Körper bemerkbar.

Ich stehe auf, bereite unser Frühstück vor und stelle fest, dass sich meine Finger und Zehen geschwollen und steif anfühlen. Die Rücken-, Arm- und Beinmuskulatur ist verspannt, meine Knie und Füße ungelenkig. Ich fühle mich mal wieder wie Pinocchio, es macht Klick und Klack in den Gelenken – mir fehlt nur noch die lange Nase.

Ich nehme abwechselnd eine kalte und warme Dusche. Meine ersten Yogaübungen habe ich bereits gemacht. In den Sommermonaten, welche hinter mir liegen, habe ich wieder einige Wochen am Meer verbracht und gute Fortschritte gemacht. Die Feuchtigkeit kombiniert mit der Kälte des Herbstes nach der warmen Sommerzeit neu anzunehmen, ist nicht einfach. Die Herbstluft kriecht in meine Gelenke und verlangt mir noch mehr Kraft und Ausdauer ab. Mein Geist ist gefordert. Es geht weiter, ich bleibe an meinem Training dran und tue so, als ob alles in Ordnung wäre und ich mit leichtem Schwung meinen Alltag meistere. Wunschvorstellungen, aber es hilft, so zu tun, als ob.

Der Wendepunkt: Schmerzen annehmen und verstehen

Ich hatte bereits in den ersten neun Monaten nach meinem Unfall versucht, mich auf die ständigen Schmerzen einzulassen. So richtig gelang es mir aber im Jahr danach, im Sommer 2019, nach unserem Familienurlaub in Amerika. Dieser Urlaub war eine Herausforderung, die ich unbedingt packen wollte. Die lange Flugreise war für mich im Rollstuhl sehr beschwerlich, aber machbar. Unter Aufwendung all meiner Konzentration und Kraft und absoluter Anpassung meiner Fähigkeiten reisten Willy, unser Sohn Gianluca und ich durch den Norden des Landes. In einem Camper erkundeten wir auf den Spuren der Indianer die Route von Denver über Cheyenne zum Yellowstone-Nationalpark und nach Las Vegas zurück. An Bord mein Rollstuhl und jede Menge Gepäck. In einer anderen Umgebung zu sein, genoss ich sehr. Trotz aller Anstrengung, die die Reise auch bedeutete, gab sie mir immense Kraft. Die Wärme tat mir physisch und emotional sehr gut. Inzwischen weiß ich, wie wichtig eine konstante warme Temperatur für mich ist. Ich benötige dann weniger Energie, um meinen Wärmehaushalt aufrechtzuerhalten.

Zurück aus unserem Urlaub konnten wir den Sommer in der Schweiz genießen, und ich begann sogar, ein paar wenige Patienten in meiner Praxis zu begleiten. Um die Behandlungsliege herum konnte ich ohne Gehhilfe laufen. Und auch meine Hände funktionierten wieder auf erstaunliche Weise. Mit meinen Klienten zu arbeiten, wurde ein wichtiger Beitrag zu meiner eigenen Heilung. Mein Mann unterstützte mich sehr, er ging einkaufen und kochte für uns. Ich konnte inzwischen einige wenige Hausarbeiten erledigen, das meiste sitzend im Rollstuhl. Durch meine Cranio-Sacral-Ausbildung weiß ich, dass manche Menschen Schwierigkeiten haben, sich in ihren Schmerz hineinzufühlen, weil sie sich zugleich sehnlichst wünschen, ihn loszulassen. Durch meine intensiven eigenen Schmerzen ist mir nun sehr bewusst, dass dies tatsächlich nicht einfach ist. Warum die Schmerzen nicht ignorieren? Warum sich nicht einfach ablenken? Oder einfach die Zähne zusammenbeißen und sie aushalten?

Ich habe begriffen, wie enorm wichtig es ist, noch andere Tricks auf Lager zu haben, als sich auf Medikamente zu verlassen. Zumal diese den Schmerz häufig nicht verlässlich nehmen können. Sicherlich halfen sie mir, die Spitze der

Schmerzen zu vermeiden. Dies konnte sehr nützlich sein, wenn ich die Grenzen des Erträglichen überschritten hatte und auch mit Meditationen nur noch schwerlich ins Gleichgewicht kam. Ich war allerdings unter der Medikation stetig müde und benebelt und wollte nur noch schlafen. Also musste ich mich den Schmerzen stellen, der Herbst stand bereits vor der Türe, und durch die Kälte wurde es nicht einfacher. Dadurch baut sich Körperspannung auf, die Körperzellen ziehen sich zusammen, das Nervenbrennen – vor allem in den Fingern und im Sacralbereich – steigert sich durch die Kälte und Feuchtigkeit wieder. Ich habe Freunde, die Tetraplegiker und auf den Rollstuhl angewiesen sind und seit Jahren unter der Kälte und dem Wetterwechsel so sehr leiden, dass sie in der Wohnung eine Mütze, Fäustlinge und einen Schal tragen müssen. Sie können ihre Körpertemperatur kaum aufrechterhalten. Im heißen Sommer kann man sich mit kühlem Wasser einsprühen, sich im Schatten schützen oder die Klimaanlage einschalten; das ist vergleichsweise simpel. Der Winter stellt eine größere Herausforderung dar. Auch wenn die Wohnung eine angenehme Raumtemperatur bietet, setzt man sich mit jedem Verlassen derselben einer großen Klimaamplitude aus.

Es blieb mir also keine andere Wahl: Ich musste mich vermehrt und effektiver auf meine

Schmerzen einlassen und diese eben nicht ignorieren oder blind ertragen. Wenn man unter chronischen Schmerzen leidet, muss man sich nicht nur diesen stellen, sondern auch allen anderen physischen sowie emotionalen Belastungen, die sich in solch einer Situation zeigen. Ich wollte nicht nur eine Belastung für meine Familie und den Haushalt sein, sondern unterstützend mitwirken. Dazu kam der Leistungsdruck, körperlich auf einem Level zu sein, auf dem ich unabhängig und selbständig leben konnte.

Ich war immer wieder frustriert, wenn ich eine Nacht durchkämpfen musste, die Beine zuckten, der Körper brannte. Funktionierte so Genesung? Ich sagte mir immer wieder: „Egal, es geht weiter. Wie die Wellen im Meer, stetig in Bewegung. Wie der Wal im Ozean, der immer wieder hochkommt, Luft zum Leben holt.“

Wenn der Körper im Heilungsmodus ist, wird er auf allen Ebenen gefordert. Ich wusste, dass ich trotz aller Schmerzen weiterhin die Fähigkeit hatte, zu genießen oder mich an etwas zu erfreuen. Dieses Bewusstsein immer wieder zu aktivieren, war für mich enorm wichtig. Die Erfahrung zu machen, dass diese Fähigkeiten nicht gestorben waren, erlebte ich als essentiell. Dann nahm die Intensität der Schmerzen eine andere, eine angenehmere Qualität an, auch wenn ich nicht erwarten durfte, dass die Schmerzen einfach so verschwinden würden. Aber der Schmerz wurde dumpfer, ich erlebte ihn nicht mehr so brennend. Der Schlüssel dazu war, mich vollumfänglich und beharrlich auf den Schmerz einzulassen. Heilung braucht auf allen Ebenen Zeit, und ich wollte mich mit viel Ausdauer und Geduld darauf einlassen. Ich versprach mir selbst, milde mit mir zu sein, aber stetig am Ball zu bleiben. Es war ein stetes Auf und Ab, das wusste ich, und ich sammelte mich immer wieder aufs Neue. Wenn es mir schwerfiel, tröstete ich mich selbst: „Morgen ist wieder ein anderer Tag."

Inzwischen meditiere ich täglich bis zu einer Stunde, indem ich meinem Körper die volle Aufmerksamkeit schenke und dabei bewusst atme. Ich spüre in jede Körperpartie und lasse mich auf diese vollumfänglich ein. Ich habe gelernt, dass es möglich ist, sich auch mit Schmerzen anzufreunden. Dass ein Kräftemessen mit meinen Schmerzen nur zu einem Kampf führt, der wiederum Spannungen und Schmerzen hervorruft.

Indem ich meine Wünsche visualisiere, stelle ich mir eine Vision in der Zukunft vor. Wichtig ist, dass ich mit meiner Erinnerung nicht in der Vergangenheit verharre. Durch die Visualisierung gleite ich in einen neuen Seinszustand hinein. Ich stelle mir vor, dass meine Wünsche bereits eingetroffen sind. Jede körperliche Bewegung habe ich mir vorgängig einprogrammiert, ich spüre sie im wahrsten Sinne mit meiner Vorstellungskraft. Das Schwimmen, das Gehen, das Fahrradfahren, das Öffnen meiner Finger und vieles mehr. Wie sich das anfühlt, weiß ich ja von früher. Täglich habe ich mir im Training diese Muskelaktivität und die Koordination der Bewegungen vorgestellt und innerlich „gelebt“.

In meinen Meditationen bin ich zugleich im Jetzt und kreiere meine Zukunft. Da es mein größter Wunsch war, wieder laufen zu können, stellte ich mir vor, wie sich das Laufen angefühlt hatte. Ich sah mich in den Bergen beim Wandern, und es entstand eine Leichtigkeit in mir. Genau diese Bilder nehme ich in den Alltag mit; die Gefühle dazu kenne ich, ich muss sie nur aktivieren. Wenn ich das beschreibe, klingt es vielleicht einfach, in der Praxis ist es immer wieder eine Herausforderung. Aber ich weiß, dass ich auf dem Weg der Erholung, Genesung oder Heilung bin. Ich gehe weiter.

Trainingsparcours

Über die Jahre probierte ich die unterschiedlichsten Trainingsmethoden aus, ging reiten, versuchte mich am Krafttraining mit Gummibändern, an täglichem Yin-Yoga und geführten Yogasessions. Nach einem Jahr versuchte ich zu schwimmen, zuerst Rückenschwimmen, dann kam das

Brustschwimmen, um Arme und Brust zu kräftigen. Das Waten im Meer war das erste Gehtraining ohne Krücken, in der Tiefe des Wassers und durch seinen Halt konnte ich mich entlang des Strandes fortbewegen. Die Entdeckung meines wunderbaren E-Dreirads und die Übung damit gab mir die Freiheit, mich schnell und weit ohne einschränkende Schmerzen fortzubewegen. Anderthalb Jahre nach meinem Unfall erlernte ich das Zweiradfahren neu. Bislang gelingt es mir allerdings nur für kurze Strecken, da sich der Nacken- und Schulterbereich schnell verkrampft.

Tägliches sanftes Training mit hoher Konzentration und bewusster Atmung war gefragt. Ich lief kleine Strecken zu Fuß und benützte mein Dreiradfahrrad, damit ich meine Beine kräftigen konnte. Ich meisterte Ballübungen mit den Händen und versuchte, mich so viel wie möglich im Haushalt nützlich zu machen. Mit Hilfe des Rollstuhls konnte ich einige Dinge erledigen. Wir wohnen seit meiner Entlassung aus der Klinik in einer Wohnung in der Umgebung unseres alten Familienhauses, das wir leider verlassen mussten, da es für Rollstuhlfahrer ungeeignet war. Glücklicherweise hatte mein Mann durch einen Freund diesen neuen Wohnort innerhalb kürzester Zeit direkt in unserer Umgebung gefunden und in der Zeit meines

Rehaaufenthaltes optimal barrierefrei ausbauen lassen.

Ab Oktober 2017 verbrachte ich tatsächlich einmal monatlich einige Tage am Meer, um Gehtraining im Wasser oder am Strand zu absolvieren. Meine liebe Freundin Eve Marie begleitete mich des Öfteren. Und auch mein Mann trainierte mit mir zusammen im Ozean das Gehen. Diese Übungen schaffte ich anfänglich für fünf bis zehn Minuten, dann steigerte ich mich wöchentlich.

Die größte Herausforderung war, meinen Körper nicht zu überfordern. Sobald ich ihn überforderte, warf mich das wieder zwei Schritte zurück. Aber eine Unterforderung respektive Stillstand des Trainingsaufbaus war auch keine Lösung. Ich durfte nicht im bekannten Zustand verharren. Es hieß immer, diese Gratwanderung gut zu meistern. Oft kam ich morgens nur mit großer Mühe aus dem Bett und wollte am liebsten den ganzen Tag verschlafen. Beide Situationen taten mir psychisch sowie physisch nicht gut.

Bis heute suche ich stetig die Balance zwischen Aktivität und Entspannung. Ich habe Zeiten erlebt, in denen ich mich kaum bewegen konnte, jeder Muskel schmerzte. Und wenn ich still liegenblieb, reagierten die Nerven, jedes Körperteil vom Nacken abwärts brannte, als hätte ich ein Bügeleisen darauf abgestellt. Vor allem im Winter erlebte ich dieses Phänomen. Kälte und

Wetterwechsel, wenn sich die Spannung in der Sphäre aufbaut, kann ich nur schwerlich ausgleichen. Aufgrund der Dysbalance zwischen Spannung und Entspannung meiner Muskulatur – gemeint ist damit der Parasympathikus und der Sympathikus – entstehen diese brennenden Schmerzen im ganzen Körper. Oft bemerkte ich viel zu spät, dass ich fror. Mir fehlte die Sensibilität dafür. Dann konnte ich meine Körpertemperatur nur mühsam wieder erlangen. Das Fazit ist: Ich musste trotz Schmerzen weiter trainieren, auch wenn es keinen Spaß macht und die Motivation dadurch nicht wirklich groß ist.

Mein oberstes Ziel war lange: schmerzfrei und beweglich zu werden und dann wieder laufen zu lernen. Ich stellte aber fest, dass ich nicht warten konnte, bis ich wirklich schmerzfrei war. Ich musste mich durch die Schmerzen kämpfen. Solange ich Schmerzen hatte, war ich in Veränderung. Jede muskuläre Aktivität und das Neuerlangen der Muskelkraft lösten wiederum neue brennende Schmerzen aus. Es fühlte sich an wie in einem Hamsterrad.

Also musste ich die Reihenfolge wechseln und zuerst durch Faszien- und Nervendehnung Beweglichkeit erschaffen. Parallel wurden dadurch die Schmerzen leichter. Die Sehnen, Bänder, Muskeln und vor allem die Nervenfasern waren sehr stark verkürzt, die Beweglichkeit in den Armen dadurch begrenzt. Einen Pullover allein anzuziehen oder mir die Haare zu waschen und zu trocknen schaffte ich nicht. Meine Arme hatten einen Bewegungswinkel von nur fünfundvierzig Grad seitlich und frontal.

Nicht nur das Training war mir sehr wichtig, auch eine gesunde Ernährung mit frisch zubereiteten, möglichst biologischen Lebensmitteln und nahrungsergänzenden Vitaminen und Mineralien hatte höchste Priorität für mich. Da meine Zellen unter hohem Leistungsdruck stehen, sind die Blutwerte von gewissen Vitaminen, wie Vitamin D und B, zu tief. Mittels Bioresonanz lasse ich regelmäßig den Vitamin- sowie Mineralstatus messen. Da der nächtliche Schlaf nicht immer erholsam ist, gebe ich mir mittags nochmals Zeit zum Schlafen und Erholen. Ein erholsamer Schlaf ist von großer Bedeutung, da sich in dieser Zeit die Zellen entgiften können.

Bei einem Seminar mit Dr. Joe Dispenza habe ich gelernt, dass man eine Zelle epigenetisch aktivieren oder deaktivieren kann. Die Zellen kommunizieren untereinander über die Zellmembran. Eine gesunde Zellmembran verarbeitet Nährstoffe: Mineralstoffe, Spurenelemente, Vitamine, Enzyme, Hormone und andere Botenstoffe. Gifte dringen bei einer gesunden Zelle nicht durch die Zellmembran. Unser Körper besteht aus 50 bis 100 Billionen Zellen, und jede Zelle besitzt das gleiche Erbgut im Zellkern. Die Zellmembran nimmt aber auch Klänge, Resonanzen sowie Gedanken epigenetisch wahr. Sie ist das Gehirn einer Zelle. Jede Zelle erneuert sich komplett innerhalb von sieben bis zehn Jahren, mit Ausnahme der Nervenzelle, welche in ihrem Ursprung bleibt. Bei einer Regulierung der Genaktivität kann sich die Stammzelle aber je nach epigenetischer DNA-Prägung in jeden Zelltypen umentwickeln: zum Beispiel in eine Leberzelle, eine Hautzelle oder eine Nervenzelle.

Mittlerweile gehe ich oft „kleine“ Wanderwege im Wald. Diese mit einem etwas verlangsamten Schritttempo. Heute bei einer dieser „Gehmeditationen“ spürte ich, dass in meinem Körper ein Impuls aufkam, zu rennen. Ich nahm eine Reaktion war, es war wie ein Licht oder ein heller Blitz. Ich sah es nicht, ich spürte eine „Welle“ oder etwas wie einen „Druck“. Es war wie ein elektrisches Molekül, das vor der Zellmembran stehen blieb und in die Zellen eindringen wollte. Ich spürte physisch die „alten“ Bewegungsabläufe in mir, das Rennen über Stock und Stein – und dennoch war ich in diesem Augenblick nicht fähig, zu rennen oder zu laufen. Mein Wunsch ist es, gewisse Nervenzellen zu reaktivieren oder einfach einmal Kontakt mit ihnen aufzunehmen. Dieser gewisse Impuls möchte durch die Zellmembran zum Zellkern und die Zelle erwecken.

Es fühlt sich so an, als wäre ich kurz vor dem Durchstarten, aber es geschieht einfach nicht. Trotzdem war diese heutige Erkenntnis wunderbar. Ich war so glücklich, dass ich mit diesem Impuls Kontakt aufnehmen konnte. Da ich weiß, dass ich mit meinen Gedanken meine Zellmembran positiv sowie negativ beeinflussen kann und dass diese Resonanz an das Innere der Zelle weitergeleitet wird, bin ich mir heute sicher, dass das unmöglich Erscheinende auch möglich werden kann.

Es ist mir bewusst, dass man eine Verletzung oder Krankheit annehmen sollte. Oft versteht der Patient seine missliche Lage ziemlich schnell; er ist dann mit seinem Fokus bereits weiter, als das Umfeld vielleicht spürt, und möchte nicht auf dieser Diagnose sitzen bleiben. Mir ist es wichtig, dass man dem Patienten die Hoffnung nicht nimmt, egal wie gesund er oder sie wird. Jeder kleinste Schritt zur Heilung kann das Leben „aufhellen“. Mit einem Arzt gab es einmal eine heiße Diskussion. Ihm war es wichtig, dass ich die Querschnittlähmung akzeptierte: „Sie sind zuerst einmal Tetraplegiker! Danach können Sie vielleicht ‚weitergehen’.“

Mir schenkt die Hoffnung auf Genesung Lebensfreude, ich kann somit Berge versetzen, und ich denke, jeder Mensch hat das Ziel, so gesund wie möglich zu werden. Wenn unsere Gedanken uns derart positiv bei der Genesung unterstützen können, wie Dr. Joe Dispenza das nachweist und lehrt, sollte man diese, meiner Meinung nach, unbedingt pflegen. Die Hoffnung stirbt zuletzt!

Wir sind eine sehr emotionale Familie

Naomi ist das älteste Kind von Petra Menzi. Zum Zeitpunkt des Unfalls war sie neunzehn Jahre alt und in ihrer Ausbildung zur Dentalassistentin.

Am Tag des Unfalls war ich unterwegs, mein Freund und ich besuchten seinen Vater, und ich hatte das Telefon abgeschaltet. Irgendwann sah ich, dass mein Vater und meine Großmutter mich jeweils zweimal versucht hatten anzurufen, und ich wusste sofort: Da ist etwas nicht in Ordnung! Als ich die beiden dann sprach, spürte ich, wie bedrückt sie waren. Ich dachte mir nichts allzu Schlimmes, vielleicht dass etwas gebrochen wäre nach dem Unfall meiner Mama. Erst als mein Vater uns einen Tag später beim Nachtessen unter Tränen berichtete: ‚Sie kann ihre Beine nicht mehr bewegen, man weiß nicht, ob sie je wieder laufen wird', da wurde mir die Tragweite bewusst. Ich stand auf und legte meine Hand auf die Schulter meines Vaters. Wir Kinder waren geschockt, bis anhin hatten wir unseren Vater noch nie weinen gesehen. Es war eine Ohnmacht, keiner wusste, wie man sich in einer solchen Situation verhalten sollte.

Was sich in der Zeit nach dem Unfall am stärksten verändert hat, ist wahrscheinlich der Bezug zu meinen Brüdern. Ich scheine automatisch die Mutterrolle übernommen zu haben. Wenn ich in der Küche stand, kamen sie von hinten und umarmten mich und sagten: ‚Hey du siehst echt wie Mama aus und riechst wie sie.' Ich spürte, wie sehr sie unsere Mama vermissten. Andrej war siebzehn Jahre alt, Gianluca gerade erst zehn. Das Traurige war, dass Gianluca seine Geburtstagsparty wenige Tage nach Mamas Unfall feierte. Die Stimmung war sehr bedrückt.

Ich selbst wurde damals sehr schnell reifer, ich trug den emotionalen Part für die anderen Familienmitglieder. Ich weinte mit ihnen, nicht für mich. Vieles ließ ich nicht an mich heran, um sie unterstützen zu können. Auch Papa. Darin sah ich meine Aufgabe. Wenn ich daran denke, dass ich meinen Vater am Tisch weinen sah wie einen kleinen Jungen, kommen mir heute noch die Tränen. Das war für mich ganz, ganz schlimm. Der Vater ist die stärkste Persönlichkeit in einer Familie – in seiner Rolle und auch von der Anatomie her. Ausgerechnet diese Person am schwächsten zu sehen, war für mich echt schwer. Papa hat sich nicht wirklich jemandem anvertraut. Sicher hatte er gute Gespräche mit Freunden.

Ich hatte damals meinen ersten Freund, er hat mich seelisch gut unterstützt und auch getröstet. Die ersten drei Besuche bei Mama konnte ich nicht allein machen, und ich war froh, dass er mit mir kam. Er sollte draußen vor dem Zimmer warten, weil meine Mutter nicht wollte, dass er sie in ihrem Zustand sah. In unserer Familie sind wir sehr fröhliche Persönlichkeiten, es ist ein No-Go, dass es einem schlecht geht. Man zeigt Gefühle, ja, aber wenn es einem schlecht geht, kommen die anderen sofort mit Vorschlägen und Lösungen und wollen einen hochpushen. Madness gibt es nicht, das ist nicht gestattet. Deshalb hat es mich auch so getroffen, als ich meinen Vater weinen sah. Auch ich würde nicht vor anderen Leuten weinen; vielleicht aus Freude oder Mitgefühl, aber nie aus Verletztheit oder Kummer.

Jedes Wochenende ging ich zu meiner Mama. Ich tat das für sie, weil ich ihr Rückhalt geben wollte, und für mich, damit ich tätig sein konnte und nicht nur zuschauen musste. Für mein Gefühl veränderte sich die Situation, als ich sah, dass sie wirklich in die Heilung wollte. Das war ganz, ganz wichtig. Wenn jemand Willensstärke zeigt und sagt: ‚Ich kann das, ich will das, ich gebe mein Bestes für mich und meine Familie', ist das entscheidend. Für uns Kinder war eh klar: ‚Quatsch, du kannst wieder laufen! Das geht schon! Come on, sei nicht so deprimiert!' Wenn meine Mama etwas will, dann ist sie unglaublich.

Dann schafft sie es immer. Wir sind so geprägt, wir sind so aufgewachsen: Alles, was man sich wünscht, was man möchte, das geht einfach! Es ist nur eine Frage des Willens, der Liebe und Dankbarkeit. Das ist es auch, was meine Mama dahin getragen hat, wieder laufen zu können. Sie so zu sehen, hat mir eine visuelle Bestätigung gegeben, dass alles möglich ist, was man sich vornimmt. Dieses Gefühl wird mich mein Leben lang begleiten.

Was sich für mich in den vergangenen Jahren ganz stark verändert hat, ist die Sinnfrage in einer Partnerschaft. Ich weiß jetzt, dass eine Partnerschaft und ein Familienzusammenhang viel, viel mehr brauchen, als ich früher dachte. Aber wenn ein Partner nicht bedingungslos helfen kann, dann wird es schwierig. Ich habe inzwischen sehr, sehr hohe Erwartungen an meinen Partner, weil ich gesehen habe, was es braucht, wenn es mal nicht so läuft wie angenommen. Wenn ein Partner nicht flexibel ist, geht das in solchen Situationen nicht. Nicht für eine längere Zeit. Vor allem nicht, wenn Kinder kommen. Das habe ich gesehen. Feste Mann-Frau-Rollenzuordnungen verloren sich in der Ausnahmesituation nach Mamas Unfall komplett. Vom ersten Moment an. Und das ist auch richtig so, das muss in meinen Augen genauso sein. Wenn jemand dazu nicht bereit ist, wird es schwierig. Das sind Eindrücke, die ich seit dem Unfall mitgenommen habe. Auch die Erfahrung, wie wichtig es ist, Verantwortung zu übernehmen. Auch das habe ich sehr verinnerlicht.

Drei Monate, nachdem meine Mama aus der Reha entlassen wurde, bin ich zu Hause ausgezogen. Ich hätte wieder in die Kindrolle schlüpfen müssen, ich hätte wieder tun sollen, was man mir sagt. Und das ging nicht mehr. Ich war sehr schnell erwachsen geworden. Ich hatte mich erwachsen verhalten, solange sie weg gewesen war, und jetzt konnte ich nicht wieder Kind spielen.

Meine Willensstärke und mein Durchhaltevermögen sind generell von meinen Eltern geprägt, aber durch den Unfall meiner Mutter erst recht verinnerlicht. Was ich dazugelernt habe, ist, dass man nie aufgeben sollte.

Meine Mama hat sich seit dem Unfall intensiv mit Joe Dispenza, mit Meditation und mit ihrem Körper auseinandergesetzt. Pause zu machen, ist ganz wichtig geworden. Das kannten wir vorher nicht. Nach Hause zu kommen und auf dem Sofa zu sitzen gab es früher nicht. Mama hat sich vor ihrem Unfall überlastet. Das Gefühl, nicht aufgeben zu wollen, war ganz stark. Bei ihr wie bei mir. Ich kenne das so gut. Ich musste richtig lernen, auch mal schlapp sein zu dürfen, mal auf mich zu schauen, Pause zu machen – und dass ich nicht immer zu hundertzwanzig Prozent funktionieren kann. Darin hat meine Mutter mich nach dem Unfall sehr unterstützt.

Vielleicht ist die größte Veränderung in der Familie, dass wir sehr auf Mama schauen und darauf, wie es ihr gerade geht. Mein bisheriger Partner machte mich deutlich darauf aufmerksam: ‚Es dreht sich echt viel um deine Mutter! Merkt ihr das?' Mama sagt: ‚Ich will kein Hindernis für euch sein!' Ich finde nicht, dass sie das ist. Aber man kommt fast nicht aus der Rolle raus, das nehme ich wahr. Es war eine so lange Zeit, während der wir sehr auf sie schauen mussten. Das lässt sich nicht einfach ablegen. Es bringt ihr nichts, wenn sie sich überlastet. Im Gegenteil, dann bekommt sie extreme Schmerzen und macht keine Fortschritte. Wir anderen sind gefordert, Rücksicht zu nehmen, wir müssen das akzeptieren können. Wir müssen wahrnehmen: Wann stimmt es, wann sollten wir auf sie schauen? Wenn eine Familie involviert ist, ist es intensiver, dann ist es schwerer, sich zu distanzieren.

Mit anderen habe ich damals ungern über die Situation gesprochen, dabei bin ich eigentlich jemand, der gerne kommuniziert, der Emotionales loswerden möchte. Gute wie auch belastende Dinge. Aber es war ein Familienthema – und ein Familienthema nach außen zu teilen war wie ein Tabu. Wenn, dann erzähle ich es nur bei gewissen Menschen. Es ist ja so: Wenn ich die Familie von jemandem kenne, dann kenne ich ein großes Stück von ihm. Wir sind eine sehr emotionale Familie.

Reise zu mir selbst

„Lieber Willy"

Es ist September 2018, ich sitze in einem Café am Meer in Mallorca und schreibe an meinen Mann. Das Schreiben tut mir so gut. Ich benütze dazu mein Handy.

„Lieber Willy,

mein Körper fühlt sich schrecklich an, die Finger surren, die Haut brennt. Ich kann kaum etwas berühren. Die Extremitäten zucken unkontrolliert, zugleich sind meine Gedanken klar. Mein Rücken und der Brustkorb fühlen sich eingeklemmt an, wie zusammengezogen in einem Netz. Durch das verklebte Gewebe und die fehlende Muskelkraft kann ich nicht frei atmen. Ich bin eingeschnürt wie in einem Korsett. Alle Bewegungsabläufe nötigen mir viel Kraft und Konzentration ab. Ich habe kaum eine Bodenhaftigkeit und damit fast kein Gleichgewichtsgefühl. Ständig muss ich mich ausbalancieren, sitzend wie stehend. Eine enorme Spannung herrscht in meinem gesamten Körper. Ich sehne mich danach, mein inneres Gleichgewicht zu spüren. In mir zu ruhen ohne Anstrengung.

Ich habe das Gefühl, ständig aufgehalten zu werden, wenn ich mich nicht frei bewegen kann.

Mein Gehirn weiß, wie das Gehen funktionieren sollte, aber mein Körper kann ihm nicht folgen. Als würde ich von links nach rechts gezogen werden, suche ich die Balance. Es ist so, als würde ich im Meer schwimmen: Eine Welle zieht mich nach unten, und die nächste spuckt mich wieder an der Wasseroberfläche aus; ich werde hin und her katapultiert und bin selbst machtlos ausgeliefert. Die Kontrolle über meinen Körper habe ich verloren, immer wieder suche ich eine sichere Haltung. Meine Extremitäten fühlen sich schwer an, als würde ich viele Kilogramm mit mir herumtragen. Ich kann diese Situation in meinem Gehirn nicht einordnen; was da mit mir passiert – dieses Brennen in meinen Körperteilen –, möchte ich nicht haben! Es ist wie ein äußerlicher Körper, der nicht zu mir gehört. Mein eigener ist irgendwo in meinem Inneren, ich habe ihn nicht verloren, aber ich habe äußerlich keinen Zutritt und kann ihn nicht wiederfinden. Wo nur ist mein Selbst?

Jede kleinste Bewegung bedeutet pure Arbeit für mich, egal ob liegend, sitzend oder stehend. Ich sehne mich nach Ruhe und danach, mal keine übergroße Anstrengung vollbringen zu müssen. Danach, einfach zurück in meinem Gleichgewicht zu sein: ich in mir und alles locker an mir. Ich bin wie mit einem unbekannten Körper konfrontiert, der eine enorme Schwere in sich trägt. Es fühlt sich an, als wären mir unzählige Sandsäcke am ganzen Körper angenäht und ich müsse sie ohne jede Balance mit mir umherschleppen. Immerhin im Wasser spüre ich eine gewisse Leichtigkeit, meine Gliedmaßen werden von den Wellen getragen – und doch fehlt mir das Ausbalancieren. Die Spannungen in meinem Körper kommen im Wasser noch mehr zur Geltung, zugleich spüre ich mich mehr. Ist das mein neues inneres Gleichgewicht? Meine veränderte innere Balance?

Wird es mir gelingen, meine neue Lebensaufgabe zu meistern? Werde ich je wieder in den Fluss des Lebens eintauchen können? Die Wellen des Meeres überspülen den Strand, meine Ohren nehmen ihr Rauschen, meine Augen ihr Wogen wie gewohnt wahr, da hat sich nichts verändert.

Seit meiner Kindheit begleitet mich ein seltsamer Traum. Ich sah mich in diesem Traum jeweils davonrennen, und plötzlich verlor ich das Augenlicht. Ich schwankte und konnte mich im Raum nicht mehr orientieren. Schließlich verlor ich das Gleichgewicht und fiel hin. Mein Herz pochte stark – und ich erwachte. Erleichtert und so dankbar stellte ich dann immer fest, dass es nur ein Traum gewesen war. Nach meinem Unfall habe ich diesen Traum verloren. Heute würde ich sagen, er wollte mir prophezeien, dass ich meine Tiefensensibilität verlieren würde. Mit meiner

Verletzung habe ich die Orientierung im Raum verloren; ich wurde körperblind.

Vor meinem Unfall hatte ich immer das Bedürfnis, mich auszuruhen. Dem habe ich nie genug nachgegeben. Jetzt, endlich, habe ich Gelegenheit dazu und ruhe mich aus. Aber so wollte ich mich nicht ausruhen! Meine Aktivität und mein Elan hatten mir doch gefallen!

Niemand erwartet etwas von mir. Manchmal vergesse ich sogar mein Handicap. Dann kommt ein Gefühl auf, dass ich etwas erledigen müsse, und mir wird schmerzlich bewusst, dass es nicht geht. Ich sitze im Rollstuhl!

Ich orientiere mich an der Sonne; sie geht jeden Morgen auf und verschwindet nachts wieder. Immer das Gleiche, Stetige. Ein beruhigender Anker für mich. In mir das große Vertrauen, dass sie am nächsten Tag wieder da sein wird.

Ich freue mich, wenn ich abends ins Bett gehen darf. Morgen ist ein neuer Tag. Durch körperliche Arbeit und Bewegung in Schwung zu sein, vermisse ich sehr. Den Fluss, der sich durch Motivation, Freude, Kreativität – gekrönt von Leichtigkeit – ergibt. Was für ein Leben! Wie ein gekonnter Aufschlag im Tennisspiel. Ach, wie vermisse ich dies! Die angenehme und schöne Müdigkeit, die daraus resultiert ...

Ich habe mich in der Vergangenheit sehr hart gefordert und enorme Pflichten auf mich genommen. Ich wusste: Ich konnte immer noch mehr und immer Neues lernen. Alles wollte ich lernen, ich war so neugierig. Schon Monate vor meinem Unfall merkte ich, dass ich überdrehte. Ich spürte in mir unbekannte Symptome wie beispielsweise starkes Schwitzen und fragte dich, mein lieber Mann, ob ich noch normal wäre. Ich ahnte, dass es das vegetative Nervensystem war, mein Herz ahnte etwas, aber ich hatte keine Lust, mich zu verändern. Es funktionierte ja scheinbar alles prima und machte mir unendlich viel Spaß. Ich war glücklich, das denke ich noch heute, aber weniger wäre mehr gewesen, der Körper hat bereits auf das Zuviel reagiert. Und ich bin ihm so unendlich dankbar, wie flexibel und anpassungsfähig er ist!

Meine neue Aufgabe ist nun, herauszufinden, wie mein veränderter Körper funktioniert. Zugleich suche ich mein inneres Kind. Das Kind, das in die Arme genommen werden möchte und sich Streicheleinheiten und Geborgenheit wünscht. Nur ich kann diesem kleinen Mädchen geben, was es braucht. Es versinnbildlicht meine Seele, die im Herzen zu Hause ist. Meine Kindheit war wunderbar, ich war ein glückliches und zufriedenes Kind. Mir stand viel Zeit zur Verfügung. Zeit zum Spielen.

Ich schweife immer wieder ab, bin in Gedanken in der Vergangenheit. Ich lebe zurzeit in der Vergangenheit, will meine neue

Lebenssituation nicht akzeptieren. Somit kann ich mein Leben nicht kreativ leben. Nicht in der Zukunft und noch weniger im Jetzt, dort, wo ich meine Zukunft plane. Ich bin blockiert, mental sowie körperlich. Ich vermisse mich. Die, die ich war. Ich kann nicht zurück dorthin, lebe in der Enge, mit den Schmerzen, den Nervenblitzen, die durch die Glieder schießen, mit der Hilflosigkeit, der fehlenden Kontrolle über meinen Körper. Lebe in Demut, mit Gewitter im Körper, mit dem höllischen Brennen in meinen Organen – ach so, ich muss zur Toilette. Was sind das für neue unangenehme Gefühle?

Niemand kann mir wirklich helfen, nur ich selbst kann etwas an meinem Zustand verändern. Ich war so unendlich beschenkt im Leben, mit so vielem! Das wusste ich schon immer – aber erst jetzt wird es mir wirklich bewusst.

Ich liebe Dich, liebster Willy, so sehr. Ich bin Dir so dankbar. Kannst und möchtest Du weiterhin mit mir leben? So, wie ich jetzt bin? Eine Frau, die keine Frau mehr ist? Die nicht mehr begehrenswert ist, die jede Bewegung kontrollieren muss? Der die Energie fehlt, deren Leichtigkeit nicht mehr existiert? Ich fühlte mich von dir immer begehrt. Jetzt ist alles anders. Ich bin nicht mehr Deine kreative und energiegeladene Partnerin. Ich kann meine Rolle als Mutter nicht wie bisher wahrnehmen, auch meinen Beruf nicht wie gewohnt ausüben. Du, lieber Willy, hast mich trainiert und mir geholfen, meine Fähigkeiten im Sportbereich zu finden. Ich liebte es, gemeinsam mit deinen Sportfreunden zu üben. Auch das ist jetzt vorbei.

Ich danke Dir für Deine Geduld und Unterstützung. Es geht weiter, unser momentaner Abstand tut enorm gut – und zugleich vermisse ich Dich. Hier auf Mallorca kann ich ein paar Tage einfach nur sein und meinen eigenen Rhythmus „gehen". Du hältst mir den Rücken frei, damit ich an meiner Genesung und an unserer gemeinsamen Zukunft arbeiten kann.

In Liebe, Petra

Mein Sonnenrefugium

Es kommt eine Zeit im Leben, da bleibt einem nichts anderes übrig, als seinen eigenen Weg zu gehen[14]

Dieses Zitat von Sergio Bambaren wurde mir zum Wegweiser. Eine Freundin aus unserem Freundeskreis im „Berghaus", in dem wir unsere Winterferienwohnung hatten, hatte mir das Buch *Der träumende Delphin: Eine magische Reise zu dir selbst* geschenkt. Bambaren beschreibt darin anhand der Geschichte eines jungen Delphins, wie wichtig es ist, seinen eigenen Weg zu gehen und

[14] *Der träumende Delphin – Eine magische Reise zu dir selbst,* Sergio Bambaren, München, 2. Auflage 2005, S. 95

vor allem: an sich zu glauben. Der Delphin lernt zu surfen – auch in schwierigen Gewässern und mitten im offenen, ihm unbekannten Ozean –, obwohl sein Schwarm verinnerlicht hat „Surfen in ungewissen Gewässern birgt Gefahren!“ und alles tut, um ihn von seiner Idee abzuhalten.

Wir Menschen sind von Ängsten geprägt, und oft sind es noch nicht mal unsere eigenen Ängste, sondern die der Gesellschaft und unserer Familie, die uns lähmen. Dadurch, dass wir etwas Neues aufgrund der vielen prognostizierten Gefahren nicht wagen, übersehen wir schnell den Gewinn aus einer Situation oder sogar aus einem ganzen Lebensabschnitt. Wir verpassen sozusagen die stimmige Ausfahrt und bleiben – fremdgesteuert durch Ängste – auf der allgemeingültigen Spur. Dabei stärkt uns jeder bewusst durchlaufene Prozess, unabhängig davon, ob wir ihn vordergründig als positiv oder negativ empfinden. Auch – oder vielleicht gerade dann – wenn uns darin womöglich unsere Schatten gespiegelt werden. Wahres Vertrauen besteht darin, in Ungewissheit zu leben. Das führte mir der junge Delphin noch einmal besonders vor Augen.

Meine persönliche „Reise zu mir selbst“ hatte mit meinem Unfall eine ganz neue Wendung bekommen. War ich bereit, diese Ungewissheit in meinem Leben zuzulassen? War ich bereit, mich vollkommen anzuvertrauen? Mir selbst und meinem Körper jenseits aller Kontrolle wirklich zu vertrauen? War ich bereit, diese Reise als meinen ganz eigenen Weg anzuerkennen?

Ja, auch wir als Familie mussten die sogenannte Komfortzone verlassen und etwas Neues wagen, wenn wir in meiner und unserer Situation etwas dazugewinnen wollten. Willy und ich wussten, dass mir das Klima am Meer im Süden guttat, und erhofften uns davon weitere Genesungsschritte. Unser Ziel war, dass ich körperlich selbständiger und belastbarer werden und vor allem so nahe wie möglich an meine Genesung herankommen würde. Auch Willy brauchte eine Auszeit. Zu sehen, wie seine Lebenspartnerin litt, hatte ihn viel Kraft gekostet. Auf der einen Seite schmerzte das Getrenntsein, auf der anderen Seite gewann er dadurch neue Energie für sich und seine Firma. Der Gewinn liegt immer darin, eine Situation möglichst umfassend und mit größtmöglicher Entwicklungschance zu meistern und das Lebensschiff bewusst zu steuern.

Für uns hieß das: Samenlegung für etwas Neues mitten in der Zeit meiner Reha. „Könntest du dir vorstellen, in einem Jahr deine Schuloberstufe auf der Insel Mallorca in einer britischen International School zu absolvieren? Würdest du Mami begleiten und eine gewisse Zeit mit ihr auf der Insel leben wollen?“, fragte Willy Gianluca, als wir auf unserer USA-Reise an unserem täglichen Lagerfeuer vor dem

Wohnmobil saßen, in dem wir unsere Reiseroute „auf den Spuren der Indianer“ verfolgten. Ich sehe den Moment noch genau vor mir. Für Gianluca war das in jenem Moment schwer vorstellbar, bisher sprach er nur wenig Englisch: „Wie soll ich mich in einem völlig neuen und fremdsprachigen Schulsystem orientieren können?“, fragte er zurück.

Unsere Idee war ausgesprochen, nun war es an Gianluca, sich auf diese Reise zu wagen oder nicht. Er nahm sich Zeit, machte sich Gedanken darüber und stellte all die vielen Fragen, die mit der Idee auf ihn einstürmten. Wir versuchten, ihm alles möglichst klar zu beantworten, aber auch wir wussten nicht, was auf uns zukommen würde. Als dann die Entscheidung gefallen war, das Wagnis einzugehen, tauschten wir unsere bisherige Winterferienwohnung in den Bergen gegen eine Sommerwohnung am Meer, die es mir ermöglichte, ab dem Sommer 2020 eine zweite Rehaphase anzugehen und vermehrt Zeit auf der Insel Mallorca zu verbringen.

Mit dieser Entscheidung war ich gefordert, ein weiteres Mal nach dem Unfall loszulassen. Hier war ich fern von meiner Familie und meinen Freunden. Durch meine körperliche Einschränkung war ich teilweise auf Hilfe von den neuen Nachbarn angewiesen. Ich lernte, Schwäche und Verwundbarkeit zu zeigen. Ich bemerkte, dass ein Scheitern auch eine Stärke sein kann. Wir brauchen einander, allein können wir Menschen nicht glücklich und erfüllt durchs Leben gehen. Und sogar die Scham, die Verlegenheit kann uns zusammenkitten.

Die Zeit auf Mallorca war natürlich nicht immer einfach. Uns stellten sich neue Aufgaben: eine Fremdsprache zu lernen, mit den Gepflogenheiten des Landes vertraut zu werden und das Reisen unter Pandemiebedingungen. Das wochenweise Getrenntsein vom Ehepartner und meinen Kindern und für Gianluca von seinem Vater und den Geschwistern war eine zusätzliche Herausforderung. Neben all dem taten mein tägliches Waten im Meer, die Wärme und die Ruhe mir unendlich gut. Meine ersten Fahrversuche seit dem Unfall unternahm ich auf einem Damenfahrrad auf Mallorca. Das Gehen war für mich noch sehr anstrengend. Mit meiner neuerlangten Fähigkeit konnte ich die kleine Distanz zum Meer gut überwinden. Ich schlief auch tagsüber sehr viel. Die minimale körperliche Bewegung, das Klima, ein konstanter Alltagsablauf, Ruhe, bewusste Ernährung und immer wieder viel Schlaf taten mir enorm gut. Die Familie fehlte mir zwar sehr, aber ich musste meinen eigenen Rhythmus finden. Und dabei half mir der Abstand. Da ich meinen Körper noch nicht wieder richtig kannte, war ich sehr oft überfordert. Wenn ich unterwegs war, plante ich mir gewisse „Eckpunkte“ ein. Ich wusste, wo ich jeweils eine Toilette fand und wo sich der nächstliegende Parkplatz zum Einkaufscenter befand.

Zu Hause hatte ich oft unter Leistungsdruck gestanden: Ich wollte meine Familie unterstützen, aber ich hatte auch das Gefühl, eher eine Last als eine Hilfe zu sein. Emotional sowie physisch. Nun war ich mehr oder weniger auf mich und Gianluca konzentriert. Wir unternahmen sehr viel miteinander. Step by step lernte mein Sohn das neue Schulsystem kennen und verbrachte die freien Tage mit seinen Schulfreunden. Ich gestaltete den Tag so einfach wie möglich, denn einige Dinge musste ich noch lernen. Die Sprache war die eine Aufgabe, das Öffnen unserer Haustüre mit dem Schlüssel war eine andere Herausforderung. Den Einkauf erledigten wir gemeinsam. Wasserflaschen öffnete ich mit meinen Zähnen, Schuhe benützte ich ohne Schnürsenkel. Der Alltag musste anfangs so praktisch wie möglich gestaltet werden.

Doch zurück zur Geschichte von dem jungen, inspirierenden Delphin. Angesichts von Gefahr und Sorge, die oft nur in unseren Gedanken sind, kommt mir eine Situation in den Sinn, die ich auf der Insel mit meinem Jüngsten erlebte: Gianluca war nachts noch sehr spät mit seinen Schulfreunden an der Klippe, von der aus die Jungs tagsüber während der Sommerzeit immer wieder hohe Sprünge ins Meer wagten. Oft betrachteten sie es als Mutprobe: Wer springt noch höher? Als ich in jener Nacht aus meinem Schlaf erwachte, bemerkte ich, dass Gianluca noch nicht zu Hause war. Normalerweise vereinbarten wir immer einen Zeitpunkt, an welchem er pünktlich zurück sein sollte, und bis anhin hatte er diese Abmachung befolgt. An jenem Abend aber hatten wir vergessen, eine Zeit zu vereinbaren. Er war offensichtlich nicht zur gewohnten Zeit nach Hause gekommen. Ich versuchte, ihn telefonisch zu erreichen, aber der Akku seines Handys schien leer zu sein. Nun war ich schon etwas besorgt. Ich warf mir eine Windjacke über den Pyjama und setzte meinen Hut auf. Als ich die Wohnung verließ, fühlte ich mich schwindelig. Ich war wohl etwas zu schnell aus meinem Bett gestiegen. Auf der Straße war es stockdunkel. Ich schlug den Weg Richtung Klippe ein, nahm meine körperliche Schwäche wahr und fragte mich: Was sorgt dich so sehr? Ist es überhaupt Sorge – oder eher Ärger? Ich ging in mich hinein und spürte, dass ich eigentlich gar keine Angst oder Sorge hatte, sondern dass es Ärger war. Warum musste ich nachts hier herumstapfen und meinen Sohn suchen, obwohl ich lieber in meinem warmen Bett liegen würde? War ich nun draußen, weil ich es wollte – oder weil ich glaubte, die Gesellschaft würde es von mir verlangen? Wäre ich keine gute Mutter, wenn ich unbesorgt weiterschlafen würde? Ein Junge, der um zwei Uhr morgens allein unterwegs ist – das gehört nicht zur Etikette! Dabei sagte mein Gefühl mir, dass er wahrscheinlich einfach die Zeit vergessen hatte und mit einem Freund oder einer Freundin plauderte. Und tatsächlich: Ich fand ihn kurz darauf an der Klippe sitzend, lachend und plaudernd mit einer Freundin. Die Zeit hatte er völlig vergessen.

Indem ich solche Erfahrungen gut reflektierte, lernte ich aus ihnen. Mehr und mehr war ich in der Lage, mich von meinem inneren Instinkt leiten zu lassen. Zum Teil wusste ich nicht einmal, wie Gianlucas Leistungen in der Schule waren. Wo stand er? Das neue Lehrsystem kannte ich nicht. Ich nahm wohl wahr, dass er perfekt Englisch sprach, aber das war auch schon so ziemlich alles. Seine Lehrer waren zufrieden, das genügte mir.

Gestern vertraute Gianluca mir an: „Mami, es ist so schön: Wenn ich heute englische Songs im Radio höre, verstehe ich sie. Es ist, als hätte ich eine zweite Muttersprache dazugewonnen. Die vielen neuen englischen und spanischen Freunde, ihre Sprachen und Kulturen und das Tauchen im Meer haben mir weitere Tore geöffnet.“ Gerade in einer internationalen Schule erlebt er ein ständiges Kommen und Gehen, da die weltweit beschäftigten Eltern vieler Schüler alsbald mit ihnen weiterziehen. Die Schüler geben sich untereinander viel Halt und teilen ihr Zuhause mit ihren Freunden. Ich war sehr gerührt, als Gianluca hinzufügte: „Mami, eigentlich bin ich mir selbst mein bester Freund!“

Ich erkannte, dass es im Leben mehr gibt als Leistung. Dass die Gesundheit das höchste Wohl ist. Dass es sich ohne Lebenskraft schwerlich leben lässt, und wie wichtig es ist, die eigenen Ressourcen zu kennen und diese auch zu leben. Nur so ist es möglich, die Lebenskraft möglichst hoch zu halten. Und manchmal benötigt es dazu einen Richtungswechsel im Leben, eine komplette Kehrtwende zur Selbstermächtigung im eigenen Leben. Meine Wende – und damit ein riesiger Schritt meiner Heilung – hat auf Mallorca stattgefunden, so kann ich es tatsächlich formulieren.

Es gibt kein Zurück!

Willy, Petras Ehemann, begleitete seine Frau Tag für Tag in der Klinik und auf ihrem langen, schmerzhaften und zugleich so bewussten Weg durch die Reha.

Wenn ich mit einem Wort benennen sollte, was diese schwere Zeit Petra und mir und uns als Familie geschenkt hat, würde ich sagen: Awareness! Das Bewusstsein ist stark gewachsen. Füreinander und auch für sich selbst. Wir hatten früher schon eine sehr symbiotische Beziehung. Wir haben immer miteinander und aneinander und jeder für sich selbst gearbeitet. Das hat durch Petras Weg nach dem Unfall eine zusätzliche

Tiefe und Umfänglichkeit bekommen. Nahezu nichts geschah in dieser Zeit mehr unbewusst.

Für mich allein gab es in den Monaten nach dem Unfall eigentlich keinen Raum. Ich war auf Notprogramm geschaltet. Es gab auch nicht den Gedanken: Muss ich jetzt die Komfortzone verlassen oder nicht? Es gab nur eins: Kopf runter und das tun, was zu tun war, was erledigt werden musste.

In den ersten zwölf bis achtzehn Monaten war die Ausnahmesituation so bestimmend, dass ich keine Erschöpfung spürte. Das kam erst nach etwa anderthalb Jahren – ich wurde wirklich des Lebens müde. Diese Lebensmüdigkeit ist nicht gleichzusetzen damit, meinem Leben selbst ein Ende setzen zu wollen. Das war es nie. Es war einfach ein Zustand, in dem Freude und Hoffnung versiegten und viel Müdigkeit und die Sehnsucht nach einer gewissen Ruhe oder Erholung sehr stark da waren. Aber Pausen gibt es nun mal nicht im Leben. Die gibt es einfach nicht.

Immer wieder erlebte ich zwar Momente mit Lebensfreude, aber die Notsituation summierte sich mit der beruflichen Belastung. 2019, vierundzwanzig Monate nach dem Unfall, nahm ich meine riesige Erschöpfung wahr. Wir machten endlich mal wieder richtig Ferien und verbrachten im Frühjahr zwei Wochen auf Mallorca. Im Sommer reisten Petra und ich gemeinsam mit unserem Jüngsten drei Wochen durch Amerika. Diese Auszeiten zu nehmen, tat sehr gut. Da hat sich für mich einiges wieder eingerenkt. Allerdings merkte ich auch danach, dass fast keine Energiereserven mehr da waren. Dass meine Ressourcen keinen Tiefgang hatten.

Um zu kompensieren und abends überhaupt zur Ruhe kommen zu können, trank ich relativ regelmäßig Alkohol. Nicht exzessiv, ich war nie betrunken. Eher als Sedativum. Auch in den Jahren zuvor schon hatte ein gutes Glas Wein am Abend für mich dazugehört. Ich genoss das. Meine Frau hatte immer wieder auf bewusste Erholungsphasen davon gedrungen. Als sie in der Klinik war, wurde der Alkoholgenuss für mich zur Konstante, um einfach mal abschalten zu können. Morgens war ich ohne Weiteres fit und konnte wieder loslegen. Ich bin sehr früh auf Leistung konditioniert worden. Sowohl von zu Hause als auch aus meinem eigenen Erfolgsgedanken heraus. Wenn man will, kann man mit dem Kopf extrem viel erreichen.

Über Sport, Alkohol, Nikotin und Kreativität fand ich meinen eigenen Umgang mit der Situation und habe mich selbst dabei sehr stark ausgelaugt. Ich gönnte meinem Körper zu wenig Ruhe. Der Ruf danach war wie eine lästige Nebenerscheinung. Ich war immer bereit, etwas mehr zu leisten und gewillt, mich zu beweisen. Für mich war das eine ganz normale Geschichte, die in mir angelegt war. In meinem Beruf hatte ich früh zum Troubleshooter mutiert, der aus schwierigen oder ausweglosen Situationen das Beste herausholte. Das war ein Mantra für mich. Ich habe mich auf gewisse Bereiche spezialisiert, ohne das bewusst zu entscheiden. Solche Herausforderungen kamen auf mich zu, und dann packte ich sie halt an. Und natürlich fand dieses Troubleshooting auch in der Familie statt. Weil ich darin meine Stärken hatte.

Als mir das bewusst wurde, begann ich, sehr intensiv an mir zu arbeiten, um in eine andere Work-Life-Balance zu kommen und trotzdem erfolgreich agieren zu können. Im Berufsalltag über lange Phasen in diesem Troubleshooting-Modus zu verbringen, löst bestimmte biochemische Cocktails im Körper aus. Mit Petra zusammen begann ich zu meditieren, wir folgten Joe Dispenza. Das hat mir einen gewissen Halt gegeben.

Wie ich in der Situation nach dem Unfall gehandelt habe, empfinde ich als vollkommen selbstverständlich. Für mich ist das normal. Aufgeben gibt es nicht! Oder besser noch: Scheitern gibt es nicht! Sowohl Petra als auch ich haben allerhöchste Ansprüche an uns selbst. Da war nicht nur ich selbst, der sich immer wieder motivieren musste, da war auch Petra in dieser Symbiose, die wir in unserer Beziehung pflegen, die in ihrer unendlichen Beharrlichkeit nie aufgab; auch nicht in dieser manchmal ausweglos erscheinenden Situation. Immer wieder holte sie aus Momenten, die vielleicht gar nicht so lustig waren, ein strahlendes Lächeln heraus und trug mich dadurch intensiv mit. Ich alleine hätte das alles vielleicht nicht leisten können, sie ohne mich vielleicht auch nicht – aber wir nahmen uns gegenseitig immer wieder Dinge ab und motivierten uns ohne viele Worte zu Höchstleistungen.

Dazu kommt, dass wir eine Familie sind, dass wir Kinder haben. Diese Kinder sind riesengroße Motivatoren. Wir haben eine Verantwortung ihnen gegenüber. Dadurch befruchtete sich vieles von innen heraus immer wieder. Wenn ich die Bereitschaft verloren hätte, alles zu geben, wäre das für mich ein Verrat an mir selbst, an uns als Paar und an unserer Familie gewesen.

Natürlich gab es Momente, in denen für Petra die Frage im Raum stand, ob ich mit ihr und ihren Einschränkungen überhaupt weiter durchs Leben gehen wolle. Ich kann diese Frage vielleicht am besten so beantworten: Heute Morgen hat meine Frau mich vom Flughafen abgeholt, ich war mit unserem Jüngsten zum Tauchen in Ägypten. Jedes Mal, wenn ich sie wiedersehe, geht für mich die Sonne auf. Das war durchgehend so, auch als sie in der Klinik sein musste. Gleichzeitig wäre es nicht menschlich, wenn einem nicht auch mal andere Gedanken durch den Kopf schießen würden. Diese Fragen kommen einfach auf, und ich habe mich ihnen gestellt. Es war immer klar: Ich hätte nicht gewusst, wie ich mich von Petra hätte abwenden können. Das wäre zu keinem Zeitpunkt gegangen, emotional schon nicht. Und auch nicht aufgrund ihrer Persönlichkeit und ihrer Verhaltensweise.

Ja, es gab Zeiten, da war Petra körperlich so entstellt und in Mitleidenschaft gezogen, dass wir die Kinder nicht zu ihr ließen, aber selbst da war sie mir nicht fremd. Diese Entstellung hat mich nie abgeschreckt, weil ihr Wesen so sehr im Zentrum stand. Und auch ihre Hilfsbedürftigkeit. Für mich trifft das Wort zu: ‚In guten wie in schlechten Zeiten steht man zueinander.' Da war nur das Gefühl da, ihr Wesen war so spürbar – und ihre Hülle so etwas von unwichtig. Ich kann mich glücklich schätzen, dass ich eine wunderschöne Frau als meine Partnerin bezeichnen darf. Sie war immer wunderschön – und ist es auch heute. Und es hat Phasen in der schlimmen Zeit gegeben, wo natürlich einiges diesem Bild nicht entsprach, das ist so. Es war eine kurze Zeit, in der sie aufgrund der Verletzung extrem aufgedunsen war. Sie hatte über fünfzehn Liter Wasser zusätzlich im Körper. Als das abgeflossen war, sah ihre Hülle mehrheitlich unversehrt aus. Es gab den einzigen körperlichen Unterschied, dass sie im Rollstuhl saß und dass bestimmte Körperfunktionen nicht mitmachten.

Natürlich beeinträchtigte uns das als Paar. Das Wichtigste war für mich aber immer ihr Wesen und wie sie von innen heraus strahlt. Das war immer da. Mir hat das eine umso stärkere Wahrnehmung dafür eröffnet, dass ich nicht eine Hülle liebe, sondern ihren Kern. Und zwar aus tiefstem Herzen.

Nach diesen achtzehn Monaten, in denen wir im Notfallmodus waren, kam die Konsolidierungsphase und mit ihr der Entscheid, dass Petra mit Gianluca nach Mallorca gehen würde. Wenn ein Partner neben dir lebt, bei dem du jeden Tag spürst, wie sehr er unter den klimatischen Bedingungen leidet und dadurch umso mehr mit seinen eigenen Einschränkungen konfrontiert ist, kannst du dich nicht gleichzeitig entspannen. Wenn man wie ich zehn bis vierzehn Stunden am Tag intensiv arbeitet, und dann kommt man nach Hause und spürt, dass es dem Partner aufgrund vieler Einflussfaktoren nicht gut geht, dann ist das schwer. Das eine sind die Faktoren im Hier und Jetzt, dazu kommen aber die Auswirkungen auf das Leben nach diesem Leben'. Es gibt irgendwann vielleicht mal die sogenannten, goldigen Jahre'. Und damit wir diese goldigen Jahre auch golden nutzen können, müssen wir schauen, dass wir sie gemeinsam leben und erleben können. Darauf haben wir uns geeinigt, Petra und ich. Das war der Plan, und der ist inzwischen ziemlich gut aufgegangen. Wenn ich bis fünfundsechzig arbeite und dann ab dem Fünfundsechzigsten meine Frau im Rollstuhl quer durch die Welt chauffieren müsste, dann hätte das einen enorm mindernden Einfluss auf die Lebensqualität. Insofern war es eine gemeinsame, freiwillige Entscheidung, Petras Reha so weit voranzutreiben, dass sie möglichst nahe an hundert Prozent Heilung kommt und wir mit diesen hundert Prozent ins Alter hineingehen können.

Diese Zeit der selbstgewählten Trennung war und ist eine ganz einschneidende Phase, in der unsere Beziehung nochmals sehr, sehr stark auf der einen Seite gewachsen ist, auf der anderen Seite sehr auf die Probe gestellt wurde. Der Partner fehlt. Das hat emotional immer wieder wahnsinnig starke Auswirkungen gehabt. Wenn zwei, die sich so lieben wie wir, diese Freiwilligkeit eingehen, ist das ziemlich hart. Wir konnten aufgrund der Corona-Situation auch nicht so häufig fliegen, wie wir gewollt hätten. Diese Phase ist wirklich nicht zu bagatellisieren. Sie kostet viel Kraft, bis heute. Für uns alle. Vor allem, nachdem wir in der akuten Phase einander so extrem dicht begleitet haben. Das hat Spuren hinterlassen.

Zugleich wären wir die Letzten, die diese Entscheidung anzweifeln würden. Wenn wir uns einmal zu etwas entschließen, dann stehen wir dazu, dann übernehmen wir die Verantwortung dafür und tragen die Konsequenzen. Es gibt kein Zurück. Diese Klarheit, diese Entschiedenheit hat uns immer ausgezeichnet, aus ihr schöpfen wir enorme Kraft.

Es gibt viele andere Menschen, die mindestens einen so intensiven Weg gehen müssen, aber nicht so glorifiziert werden. Wahrscheinlich, weil sie nicht so sichtbar sind, weil ihre Schritte sich auf körperlicher Ebene nicht so deutlich abzeichnen. Diesen Teil von Aufmerksamkeit bekommen sie nicht. Das ist etwas, was mich manchmal beschämt an unserer Geschichte. Es gibt eigentlich nichts, in dem wir wirklich speziell sind. Für mich war es immer normal, so zu handeln, so zu entscheiden, die Verantwortung zu übernehmen. Ich habe all das nicht nur aus Pflicht und Verantwortungsgefühl heraus gemacht, sondern aus tiefstem Herzen. Aus Entschiedenheit.

Das Entscheidende ist, wie Petra ihren Weg gegangen ist und bis heute geht. Dieser Weg ist sehr, sehr schwierig und unendlich mühselig. Sie hat viel auf sich genommen und dabei nie aufgegeben. Das ist ihrer Willensleistung und außerordentlicher Beharrlichkeit zu verdanken – wofür ich sie wahnsinnig bewundere und auch liebe. Durch diese Parforceleistung hat sie natürlich die Familie unendlich gestärkt und beeinflusst in der Erfahrung, was alles möglich ist. Never give up! Bleib dabei! Das macht sie nach wie vor, und das ist eine riesige Geschichte. Ich bin sicher nicht unwesentlich, weil ich die Rahmenbedingungen mitgestalte und oftmals den Weg dafür ebne, dass sie auf ihre Art und Weise vorangehen kann. Der Weg ist längst nicht zu Ende, der geht noch weit. Wir haben noch ein paar Jahre. Wir haben noch einiges zu tun. Wir sind sicher auf einer Ebene angelangt, wo es vielleicht mal etwas weniger intensiv sein darf. Aber der Weg wird erst zu Ende sein, wenn wir uns irgendwann einmal zur Ruhe begeben.

Mein Glück gefunden

Oktober 2022, fast sechs Jahre sind seit meinem Unfall vergangen. Wie geht es mir?

Lange habe ich mich gefragt: Wo ist mein neuer Platz in der Gesellschaft? Was ist nun meine Aufgabe? Werde ich meine speziellen, neuerworbenen Fähigkeiten als Therapeutin einsetzen können?

Inzwischen habe ich Antworten. Ich bin glücklich und in Frieden mit mir. Ich bin unendlich dankbar dafür, mich endlich gefunden zu haben. Ich bin dankbar für meine Hartnäckigkeit und für mein wiedergewonnenes tiefes Vertrauen ins Leben. Mein Körper hat gelernt zu kompensieren. Ich weiß nun, wie ich mich in und mit ihm bewegen kann. Mein Geist und mein Körper sind in Kohärenz.

Meine körperliche Leistungsfähigkeit ist noch etwas eingeschränkt, aber ich habe gelernt, mit meinem Handicap und mit einer geringeren Belastbarkeit zu leben. Mein Tempo habe ich drastisch an meine jetzigen Fähigkeiten angepasst. Die Kontrolle über meinen Körper habe ich noch nicht vollumfänglich wiedererlangt, aber ich habe gelernt, gewisse Zeichen frühzeitig zu erkennen und dementsprechend zu reagieren. Heute kann ich kleinere Wanderungen über Stock und Stein unternehmen. Das Fahrradfahren funktioniert über kürzere Distanzen und auch schwimmen ist mir möglich. Ich habe Freude, mit unserem Hund spazieren zu gehen, auch wenn die Geschwindigkeit oder die Distanzen, die ich mir zutraue, kleiner sind als vor meinem Unfall.

Ich freue mich auch wieder an meiner Praxistätigkeit. Einige therapeutische Methoden, die ich studiert habe, kann ich im Moment nicht anwenden. Aber weniger ist oft mehr. Auf jeden Fall habe ich sehr viele körperliche, emotionale und geistige Erfahrungen gemacht, von denen meine Patienten profitieren können. Inzwischen weiß ich auch, dass das, was mir widerfahren ist, meine Fähigkeiten, mit Patienten am Körper oder mental zu arbeiten, entscheidend vertiefte. Meine Hände hatten eine großartige Begabung, welche ich während meines Heilungsweges mit viel Ausdauer, Liebe und Sanftheit wiedererlangte.

Ich spürte sie als „neue Hände“. Mit der biodynamischen Cranio-Sacral-Therapie habe ich mir außerdem ein neues, komplementäres Handwerkszeug angeeignet.

Nicht zuletzt weiß ich, wie man Schmerzen annehmen kann. Oft kann man sie auch heilen, oder man lernt, sie zu integrieren und zufriedenstellend mit ihnen zu leben. Ich bin der Meinung, das Leben sollte glücklich gelebt werden. Auszuharren und zu warten ist für mich keine Lösung. Wir Menschen haben eine enorm große Fähigkeit und auch alle Möglichkeiten, uns im Leben optimal zu positionieren. Der Wille kann Berge versetzen.

Ich bin mir selbst unendlich dankbar und auch stolz darauf, dass ich mit enormer Ausdauer und Beharrlichkeit meinen eigenen Weg „gegangen“ bin. Meine Familie und meine Freunde haben mich getragen, und ich habe auf meinem Genesungsweg viele neue Freunde dazugewonnen. Durch meine Aufenthalte in Spanien war ich „gezwungen“, meine Sprachkenntnisse aufzufrischen.

Beim Schreiben dieses Buches konnten sich viele emotionale und vielleicht auch physische Traumata lösen. Ich durchlebte viele traurige Momente nochmals und verspürte auch eine Angst, meinen Bericht jemandem zum Lesen zu geben. Mein leistungsverminderter Körper hatte mich jahrelang sehr beschäftigt. Vieles war bisher mein persönliches Geheimnis gewesen. Immer wieder hatte ich mich gefragt: Wie kann ich mit meinen Schwächen in der Gesellschaft leben?

Mit viel Konzentration und einer Überkontrolle hatte ich mich jeder neuen Situation gestellt. Von Monat zu Monat hatte ich besser gelernt, mit meinen körperlichen Schwächen zu leben. Schließlich waren meine Schwächen zu meinen Stärken geworden. Mehr oder weniger bin ich in der Homöostase.

Anfänglich hatte ich nicht genau gewusst, weshalb ich die Arbeit an diesem Buch aufnahm, weshalb ich meinen Bericht verfassen und mir alles noch einmal detailliert vor Augen führen wollte. Ich verspürte einen Drang dazu, obwohl mir das Schreiben nicht leichtfiel. Jetzt begreife ich: Ich habe mein Ziel erreicht, ich habe mit mir selbst Frieden geschlossen.

Ich fühle mich befreit. Ich bin ganz geworden.

Dank

Ich danke von Herzen all denjenigen, die mich durch die vergangenen Jahre begleitet und immer wieder ermutigt haben. Allen voran mein Ehemann Willy und unsere drei Kinder Andrej, Naomi und Gianluca. Meine lieben Eltern, meine Brüder und deren Partnerinnen. Meine Freundinnen und Freunde Yvonne, Patrick, Monique, Eve-Marie. Meine Freundinnen Susanna, Aysun und Marina, Kristin und Brigitte.

Ich bin dankbar für die physische und mentale Unterstützung während meines Klinikaufenthaltes durch Trudi und Marianne. Und für die vielen Besuche meiner Verwandten und meiner Freundinnen und Freunde Anita, Carmen, Susanne, Barbara, Daniel, Jeanine, Sonja, Thomas, Marianne, Maria, Trudy, Bea, Gabriela, Claudia, Heiner, Nicole, Mike, Kurt, Ruth, Edgar, Catia, Roger, Monika, Doris, Carola, Jeanette und unserer Freunde vom Ambassador Club und meiner Freundinnen vom Club ad lacum. Für die unzähligen lieben und aufmunternden Briefe und Telefonate. Für die Begleitung während meiner zweiten Rehabilitation am Meer danke ich ganz besonders Eve-Marie, Susanne und Willy.

Es ist mir ein großes Anliegen nebst Familie, Freunden und Verwandten, auch dem sozialmedizinischen System zu danken. Mir ist es sehr bewusst, dass in der Schweiz ein wunderbares „Auffangnetz“ existiert. Ohne dieses Netz hätte ich nicht überlebt und hätte keine neue Wohnsituation generieren können. Ich bedanke mich von Herzen bei der Rega, die innerhalb von zehn Minuten bei mir vor Ort war und die ersten Überlebensmaßnahmen ergriffen hat. Ich danke dem Team auf der Intensivstation im Kantonspital Luzern; es hat mich fürsorglich aufgenommen und professionell versorgt. Des Weiteren dem Team im Schweizer Paraplegiker-Zentrum Nottwil, welches mich fantastisch und mit viel Geduld begleitet hat. Ohne die Schweizer Paraplegiker-Vereinigung, die Unfallversicherung und Invalidenversicherung würde ich heute nicht so existieren, wie es mit ihrer Unterstützung möglich ist.

Und zum Schluss danke ich meiner lieben Lektorin, Silke Schulze-Gattermann. Sie hat mich in den letzten drei Monaten vertrauensvoll, einfühlsam und professionell bei der Überarbeitung und Strukturierung meines Manuskriptes begleitet. Alle sieben Interviews hat sie sehr emphatisch geführt und niedergeschrieben. Liebe Conny Lüscher, der treffende Titel ‚Wie man im Dunkeln tanzt‘ ist deine Kreation, einfach wunderbar. Von Herzen ein Dankeschön.